GÜTERSLOHER
VERLAGSHAUS

G

Aller Anfang

Der Anfang. Jedes Buch beginnt mit dem Anfang. Es sei denn, man springt in der Zeit. Warum wird dem Anfang, der Diagnose Down-Syndrom, immer eine solche Bedeutung beigemessen? Dieser eine Moment, der alles ändert. Glaubt man zumindest. Am Ende ist es doch gar nicht so anders.

Was sehe ich, wenn ich an den ersten Tag denke? Fetzen, die sich immer wieder neu zusammenfügen.

Greta, mit der blauen Mütze und ihrer Puppe Elli in der Hand. Wie sie mich anschaut, mitten in der Nacht, auf Annettes Arm. Mit Augen, die nichts verstehen von dem, was mit ihr passiert, und doch alles wissen. Sie kennt Annette, ihre Tagesmutter. Gleich wird sie weiterschlafen, in dem Bett, in dem sie sonst ihren Mittagsschlaf hält. Ich brauche mir keine Sorgen zu machen. Die Kirchturmuhr schlägt zwölf. Ich steige wieder ins Taxi, Annette winkt, Greta guckt. Jetzt habe ich Zeit für dich. Lola. Wenn du kommen willst, komm nur.

Eine Dreiviertelstunde später liegt sie zwischen meinen Beinen. Mit glatter rosa Haut, aufgeblähtem Bauch und schwarzen Haaren. Dabei wollten die Schwestern nur ein CTG messen, im Vorzimmer. Aber ich hatte das Gefühl, dass ich aufs Klo muss. Da wusste die Schwester Bescheid, dass das Kind schon im Geburtskanal liegt. Und nach der nächsten Wehe rann mir Fruchtwasser und Blut die Beine hinab. »Pressen«, kommandierte die Schwester. »Nicht schreien. Alle Kraft ins Pressen.« Drei Wehen später glitt mir das Bündel zwischen die Beine, mit breitem Gesicht und kurzen Ärmchen. Seltsam, dachte ich. Das ist also Lola. Ricardo strahlte.

In gestärkte Tücher eingepackt überreichten sie mir die Schwestern einige Minuten später. Greta war im Geburtshaus zur Welt gekommen. Bei Kerzenschein. Eine Stunde hatte die Nabelschnur auspulsiert, nackt hatte sie zwei Stunden auf meinem Bauch liegen dürfen. Durch die vielen Tücher hindurch, konnte ich Lola kaum spüren. Ich versuchte, einen Blick zu erhaschen, auf ihr Gesicht, in ihre Augen. Einen Augenblick nur öffnete sie sie, und es kam mir vor, als würde sie schielen.

Dann mussten wir warten. Lola wurde untersucht und vermessen. »Ihre Augen sind so ähnlich wie meine, als ich Baby war. Ganz mandelförmig«, sagte ich. Und dachte, dass sie wohl eine nicht ganz so vorteilhafte Mischung unserer Gene erwischt hatte.

»Ich finde, sie sieht süß aus. Ganz wie du«, sagte Ricardo.

Die Uhr zeigte zehn nach eins. Vor einer guten Stunde hatten wir Greta bei Annette am Nordplatz abgegeben. Vor einer halben Stunde hatte ich ein Kind geboren. Ich trug dasselbe Kleid, mit dem ich am Montag meine Doktorarbeit verteidigt hatte. Heute war Samstag.

»Lola kam um 0:39 Uhr auf die Welt gerannt. Pumperlgsund und wohlauf«, schrieb ich und schickte die SMS an Annette, an meine Freundin Anna und an meine Mutter. Mit Anna hatte ich gegen acht telefoniert, als ich meine Wehen noch für Senkwehen hielt. Als ich kurz danach mit meiner Mutter sprach, waren daraus schon Geburtswehen geworden. Und meine Eltern zu Bett gegangen, um morgen früh von Wuppertal nach Leipzig zu fahren.

Gleich würden wir unser Bündel in die Arme gelegt bekommen. Und zu uns nach Hause fahren. Eine ambulante Geburt.

Lola, mit schwarzem Haar und rosigem Gesicht, in meinem Arm. Morgen früh Blumen und Gratulanten. Sonne selbstverständlich.

Die Uhr zeigte zwei. Wir warteten noch immer.

Eine der beiden Schwestern, die auch bei der Geburt da gewesen war, betrat das Zimmer. Sie war höchstens 19. Eifrig wie ein Schulmädchen räumte sie das CTG auf und machte einige Notizen. Ihr Gesicht hatte einen kindlichen Ausdruck.

»Ist alles in Ordnung?«, fragte ich.

»Sie untersuchen sie noch. Machen Sie sich keine Sorgen«, sagte sie.

Da betrat auch die andere Schwester, deutlich älter, den Raum.

»Dauert es noch lange? Wann kann ich meine Tochter endlich wiederhaben?«, fragte ich.

»Wissen Sie, es dauert noch einen Moment. Weil …«, sie zögerte. »Ihre Tochter hat eine Vierfingerfurche an einer Hand. Das ist so eine durchgehende Linie auf der Handfläche. Und ihre Augenachse ist etwas schräg. Das findet man auch bei Kindern mit Trisomie 21. Deswegen müssen sie sie noch untersuchen.«

Ich nickte. »Als ich klein war, hatte ich auch so mongoloide Augen. Das hat sie von mir.« Die Arme, dachte ich im Stillen.

Die Schwestern guckten interessiert. »Unsere Oberärztin hat auch eine Vierfingerfurche. Das kommt manchmal vor«, sagte die Ältere. »Bestimmt ist alles in Ordnung.«

»Bestimmt«, sagte ich. »Haben Sie schon einmal ein Kind mit Trisomie 21 auf die Welt gebracht?«

»Seit 35 Jahren arbeite ich als Hebamme, und noch nie ist bei mir ein mongoloides Kind geboren worden. Machen Sie sich keine Sorgen. Es ist bestimmt nur ein Zufall.« Sie lächelte und verließ den Raum.

Ich musste an meine Freundin Dorothea denken, wie sie von den »Mongölchen« sprach. Wenn sie ein Kind wollte, dann ein »Mongölchen«, weil die einen immer lieb haben. Ich musste bei dem Ausdruck an Monchichis denken, diese kleinen Kuschelfiguren mit den strubbeligen braunen Haaren und dieser Mischung aus Affen- und Kindergesicht. Eine ganze Sammlung davon hatte ich als Kind.

Die arme Lola, sie hatte wirklich eine ungünstige Kombination unserer Gene erwischt. Und ich erzählte Ricardo auf Spanisch, dass man Lola noch untersuchen müsse. Sein Deutsch war zu schlecht, um die Unterhaltung verstanden zu haben. Vom Verdacht auf Trisomie 21 erzählte ich nichts. Bestimmt war nichts dran.

Und wir warteten.

Ricardo saß auf dem Sofa in der Ecke des Raumes, hatte die Beine übereinandergeschlagen und wippte mit dem rechten Fuß. Ich dachte an Lola und daran, wie sich ihre Haut gleich anfühlen würde, auf meiner. Im Familienzimmer. Bestimmt würden sie uns heute Nacht nicht gehen lassen wollen, so spät noch.

Es war kurz nach drei, als die ältere Schwester zu uns trat. Ihre Augen waren starrer als zuvor, ihre Lippen leicht zusammengekniffen. Als sie sprach, blickte sie mich nicht an.

»Wir haben Ihre Tochter in ein Wärmebett gelegt. Sie war etwas blau. Die Ursache dafür ist unklar. Der kinderärztliche Notdienst kommt gleich.«

Lola, blau? Wo denn? Ich wollte sie im Arm halten. Jetzt sofort. »Ich kann sie auch auf meinem Arm wärmen«, sagte ich.

»Ihre Sauerstoffversorgung ist unzureichend. Wir müssen ihre Werte kontrollieren.« Ihr Blick hatte sich verändert. Ihre Stimme war bestimmter geworden.

»Legen Sie sich schlafen mit Ihrem Mann. Die Schwester wird Ihnen das Familienzimmer herrichten. Ihre Tochter ist bei uns in besten Händen.« Ihre Lippen formten ein Lächeln, und sie verschwand.

Kurz darauf kam die junge Schwester und führte uns zu unserem Zimmer. Vorbei an einem kleinen Kämmerchen. Darin lag Lola. In einem gläsernen Wagen. Im Neonlicht. Die Arme weit ausgebreitet. Neben ihr ein blinkender Apparat. Ich blieb stehen und schaute sie an. Das kleine Näschen. Die zarten Lider. Wie friedlich sie aussah. Ich traute mich nicht, sie anzufassen.

Das Familienzimmer war in sattem Gelb gestrichen und sah fast aus wie ein Hotelzimmer. Neben dem Bett hing eine geflochtene Wiege an Seilen von der Decke. Um unser Kind in den Schlaf zu wiegen. Unser Kind, das draußen lag, im Kämmerchen. Im Neonlicht. Allein. Der Schrank voller Babywindeln und Strampler. Auf dem Gang der Schrei eines Neugeborenen. Es war nicht unser Kind.

Ricardo ließ sich auf das Bett fallen und schlief ein, ohne ein Wort zu sagen. Ich musste an Lolas Näschen denken. Und an ihre Augen.

Es klopfte. Eine junge Frau kam herein, in Jeans und mit rotem Rollkragenpullover. Der kinderärztliche Notdienst. Sie war etwa so alt wie ich, sehr sympathisch, aber eine Ärztin hatte ich mir anders vorgestellt. Sie würde Lola jetzt untersuchen. Ob schon vor der Geburt irgendetwas aufgefallen sei. Ich erzählte von den niedrigen Herztönen und dass sie sehr klein gewesen sei. Und vom wenigen Fruchtwasser, weswegen man mich zur Geburt in die Klinik geschickt hatte. Wegen möglicher Anpassungsstörungen. Die junge Frau nickte und ging.

Anpassungsstörungen, dachte ich. Lola war vorhin gar nicht blau gewesen. Ich verstand nicht. Und musste wieder an ihre Augen denken, die mich schräg angeschaut hatten. Das Bild verschwamm. Ich hatte nicht genug Zeit gehabt, sie anzusehen. Als Greta damals nach ihrer Geburt auf meinem Bauch lag, hatte Ricardo sie angeblickt, mit diesem Strahlen in seinen Augen, demselben wie in der ersten Zeit unserer Liebe. Für diesen ersten Blick auf Lola hatten wir keine Zeit gehabt.

Klopfen an der Tür. Wieder die junge Frau im roten Pullover. Sie schaute mich an, anders als zuvor, unsicher. »Wir wissen nicht genau, was ihre Tochter hat. Es könnte eine bakterielle Infektion sein – oder«, sie schluckte, »ein Herzfehler. Um das abklären zu können, muss sie in eine Kinderklinik.« Ich nickte. Und spürte mein Herz schlagen.

»Wir rufen jetzt die Ambulanz. Sie können sich ausruhen«, sagte sie und sah sehr sachlich dabei aus. In meinem Kopf wirbelte alles durcheinander. Gretas Mütze und ihre wissenden Augen, Lola zwischen meinen Beinen, ihre schrägen Augen und ihre Haut, die so gar nicht blau war, der ernste Blick der Schwester. Abklären, Herzfehler, Ambulanz. Und dieser unsichere Blick der Ärztin im roten Pullover. Ricardo schlief. Ich war alleine. Und wartete.

Stimmen auf dem Gang. Männerstimmen. Das mussten sie sein. Ich stand auf. Mein Körper erinnerte mich daran, dass ich vor etwa vier Stunden ein Kind geboren hatte. Ich tastete mich an der Wand entlang zur Tür, den Gang hinunter.

Drei Sanitäter in orangefarbenen Anzügen neben einem gläsernen Wagen, der wie ein Sarg aussah. Sie hatten Lola hineingelegt. Sie schlief, so friedlich wie zuvor. Daneben ein Herr mit Nickelbrille und Fleecejacke, der Arzt. Er hatte Augen wie ein Maulwurf. Ob mein Mann schon ein Foto gemacht habe von unserer Tochter? Ja vorhin, bevor Lola blau wurde.

»Ich bin verpflichtet, Sie zu fragen, ob Sie damit einverstanden sind«, er zögerte und blickte mir sehr direkt ins Gesicht, »dass wir das Blut Ihrer Tochter genetisch untersuchen?«

Ich nickte. »Weil sie so komisch aussieht, oder?« Ihr vorgewölbter Bauch, das breite Gesicht, die schrägen Augen, die kurzen Ärmchen ...

Der Arzt nickte. »Ja, sie hat einige typische Indikatoren für Trisomie 21. Möglicherweise hat sie einen Herzfehler. Das würde ihre schlechte Sauerstoffsättigung erklären.« Ich holte tief Luft und lehnte mich an die Wand. Worte hatte ich keine.

»Wollen Sie einen Stuhl?«, fragte der Arzt. Wie freundlich er war, und das um vier Uhr morgens.

»Schlafen Sie sich erst einmal aus. Morgen früh kommen Sie in aller Ruhe in die Unikinderklinik – die Adresse wird Ihnen die Kollegin geben – und lassen sich in der Frauenklinik aufnehmen. Ihre Tochter finden Sie in der Neonatologie, im gleichen Haus, einen Stock weiter unten. Wir werden uns gut um sie kümmern, da können Sie sicher sein.«

In seiner Art lag etwas, das mich beruhigte. Etwas Erdiges. Vielleicht hatte es mit seinen Maulwurfsaugen zu tun.

Lolas Augen, ihr Näschen. Ich schaute sie an, wie sie da lag, in ihrem gläsernen Sarg. Stand auf und tastete mich an der Wand des Ganges entlang zurück ins Zimmer. Ich wollte nicht sehen, wie sie sie wegschoben. Mein Kind.

Leere. Weder Worte noch Bilder. Nur Ricardos lauter Atem erinnerte mich daran, dass ich noch lebte. Ich legte mich aufs Bett und machte das Licht aus. Die Augen schließen und vergessen.

Wie ein Ring umschloss mich die Angst. Immer enger. Ich wollte wegrennen, aber ich konnte nicht. Ich rannte und rannte und rannte. Aber ich kam nicht vom Fleck, meine Füße klebten am Boden. Vor mir der Zug, aber ich konnte nicht einsteigen. Die Türen schlossen sich. Der Zug fuhr ab. Wie oft hatte ich diesen Traum gehabt als Kind.

Eine schwarze Wand. Hoch, bis zum Himmel. Darauf stand es. In riesigen Lettern. Sie hat es. Trisomie 21. Down-Syndrom. Ihr Kind ist mongoloid.

Ich sah einen kleinen Jungen mit Topfhaarschnitt und heraushängender Zunge. Und all die Spackos, die am Troxler-Haus immer in die 635 einstiegen, nach der Arbeit in der Werkstatt.

Wo war mein strahlendes kleines Mädchen, meine Lola, mit Zöpfen und lustigen Worten? Der alle zujubelten, so intelligent und spritzig wie ihre Schwester?

Und ich stürzte tiefer und tiefer und tiefer.

Ich wollte aufwachen. Aus diesem Traum. War es ein Traum? Lass es bitte nur ein Traum sein. Es ist nur ein Traum.

Ich hob den Kopf und schaute in die Wiege, die schräg über mir schwebte. Lola, meine Lola. Aber da war kein Kind. Nur die Angst und Ricardos Schnarchen.

Da kamen mir die Bilder, aus der Zeit vor der Schwangerschaft. Wie ich geackert hatte, voller Ehrgeiz und besessen von meiner Arbeit. Ich wollte eine herausragende Doktorarbeit schreiben. Aber es gelang mir nicht, während des Umzuges in die neue Wohnung und mit der gerade einjährigen Greta so genial zu sein, wie ich es mir wünschte. Mein Körper war ausgemergelt und dürr. Ein Wrack, kurz vor dem Untergang.

»Du musst dich besser um dich kümmern«, sagte meine Mutter. »Gelassener werden.«

»Ich müsste wieder schwanger werden«, war meine Antwort. »Das hat mich schon bei Greta geerdet und in meine Mitte gebracht. Da war ich rund und zufrieden und glücklich.«

Einen Monat später war ich schwanger. Mit Lola.

Ich zitterte bei dem Gedanken. Und doch?

Hatte mir Lola nicht ein Geschenk gemacht? Das Geschenk der Gelassenheit? Während der ganzen Schwangerschaft? Das, was mir meine Mutter gewünscht hatte? Mit welcher Ruhe ich meine Doktorarbeit zu Ende geschrieben hatte.

Vielleicht war es gar kein Zufall, dass Lola zu mir gekommen war? Vielleicht wollte sie mir zeigen, wie ich mit Gelassenheit und weniger hohen Ansprüchen viel glücklicher durchs Leben komme?

Vielleicht war sie gekommen, um mich von dem Drang nach Erfolg und dem ewigen Gejagtsein zu befreien? Mir zu zeigen, wie krank einen die ultimative geniale wissenschaftliche Karriere machen kann. Dass es darum gar nicht geht.

Jetzt, wo sie da war, würde ich ganz andere Dinge lernen müssen. Mich mit ganz anderen Fragen beschäftigen. Sie würde mir eine neue Aufgabe geben. Einen neuen Weg. Ich brauchte nicht mehr zu suchen.

Vielleicht war es gar nicht so schlimm. Down-Syndrom. Wie viele Möglichkeiten eröffneten sich nicht dadurch?

Und plötzlich fühlte ich eine riesengroße Erleichterung. Alles war genau so richtig, wie es war. Genau so, wie es sein sollte. Und ich hatte das Gefühl, inmitten eines hell erleuchteten Raumes zu stehen. Endlich angekommen. Alles Schwere und alle Last waren von mir gefallen. Der Ring um mein Herz hatte sich geöffnet. Die schwarze Wand war aufgelöst und einem warmen, weichen Licht gewichen. Und in mir fühlte ich eine Ruhe und Schwerelosigkeit, wie ich es nur aus einem Zustand tiefer Meditation kenne.

Woher es kam, dieses Gefühl, kann ich mir bis heute nicht erklären. Wahrscheinlich war meine Lage so entgegen allem, was ich einige Stunden zuvor noch erwartet hatte, dass mir nur die Flucht nach vorne blieb. An dem Punkt, wo man normalerweise aufhört zu denken und zu fühlen, war ich weitergegangen. Diesen einen Schritt, den ich mich noch nie getraut hatte zu gehen. Ein Zen-Meister hat einmal gesagt: »Wenn du auf einer Säule stehst, mach einen Schritt nach vorn.« Den habe ich gemacht. Aber anstatt in die Tiefe zu stürzen, waren mir Flügel gewachsen.

7:00 Uhr. Zwischen den Gardinen traten Lichtstreifen hervor. Hatte ich geschlafen? Hatte ich gewacht? Als ich mich aufrichtete, schwankte der Raum.

Gretas blaue Mütze und ihre Puppe Elli. Ich musste Annette Bescheid geben, dass wir Greta nicht abholen konnten. Ich wählte ihre Nummer.

»Amelie. Wie schön! Ich hab schon gelesen. Wie geht es Euch?«

Die SMS von gestern. Als alles noch in Ordnung war.

»Danke, Annette. Mir geht es gut. Aber weißt du …« Meine Stimme war rau, fast tonlos. »Sie haben Lola heute Nacht in die Uniklinik gebracht.«

»Was? Warum denn?«, fragte Annette.

»Sie haben den Verdacht, dass sie Down-Syndrom hat.« Es war raus. Die Worte gesagt.

»Ach …« Stille am anderen Ende. »Weißt du? Eine Bekannte von mir, deren Tochter hat auch Down-Syndrom. Margarete heißt sie. Das ist eine so Süße. Die sollte auch erst zu mir, aber dann kam sie doch in eine Krippe.«

»Ja?« Mehr fiel mir nicht ein.

»Neulich hab ich sie getroffen, mit ihrer Mutter, auf dem Basar unserer Gemeinde«, erzählte Annette. »Von einem Stand zum anderen hat sie ihre Mutter gezerrt. Es war herrlich anzusehen.«

Es gab Kinder mit Down-Syndrom in meinem Bekanntenkreis? Die sich so verhielten wie andere Kinder auch? Ein Leben mit einem Kind mit Down-Syndrom war möglich?

»Wegen Greta mach dir keine Sorgen. Die schläft noch. Holt sie ab, wann immer ihr es schafft. Kümmert euch jetzt erst einmal um Lola«, sagte Annette. Und ich wusste, dass sie es so meinte.

Wie dankbar ich war. Die gute Annette. Dankbar auch für diese einfache Anekdote aus dem Leben eines Kindes mit

Down-Syndrom. Annette hatte nicht gesagt, dass es gut war oder schlecht. Einfach nur, dass es das gab.

Ricardo neben mir atmete noch immer tief und langsam. Er hatte das Telefonat nicht mitbekommen. Für ihn lag Lola noch im Wärmebett. In den schwierigen Momenten des Lebens einfach wegtreten zu können. Augen zu und abwarten. Sollte ich ihn weiterschlafen lassen?

Ich wollte zu Lola, ins Krankenhaus. Sie in den Armen halten. Fühlen. Sehen. Riechen. Mir war schwindelig. Ich brauchte etwas zu essen. Ab halb acht gab es Frühstück. Die Uhr zeigte 7:20.

»Ricardo, Ricardo«, sagte ich und berührte ihn an der Schulter. Etwa vier Stunden hatte er geschlafen. Zu wenig, um etwas zu begreifen. »Ricardo, wach auf. Lass uns frühstücken.«

»Wie geht es Lola?«, fragte er.

»Sie haben sie abgeholt. Mit dem Krankenwagen. Und in die Uniklinik gebracht.« Wie von ferne hörte ich meine Stimme.

»Was ist mit ihr?«, fragte er und war plötzlich ganz wach.

Ich musste es ihm sagen. Wollte nicht länger alleine sein damit. Aber ich sagte nur: »Ich brauche ein Frühstück. Danach müssen wir zu ihr fahren.« Ich schaffte es nicht.

Ricardo ging in die Dusche. Ich schaute zu, wie die Lichtstreifen kräftiger wurden. Irgendwann stand ich auf und öffnete die Gardinen. Draußen eine Wand aus Nebel. Keine Sonne.

Ricardo kam wieder, stieg in seine Hose, streifte den Pullover über und schnürte seine Schuhe zu.

Ich schluckte und holte Luft. »Der Arzt hat gesagt, dass sie – wahrscheinlich – Down-Syndrom hat«, sagte ich.

Er blickte mich an. Seine Augenbrauen zusammengezogen. »So ein Quatsch«, sagte er. »Was erzählst du da?«

»Sie wollen einen genetischen Test mit ihr machen. Weil sie mehrere Merkmale für Trisomie 21 hat«, sagte ich. »Irgendwie sah sie so aus. Fandst du nicht?«

»Nein, sie sah ganz normal aus!« Er blickte mich an, voller Widerwillen. »Weißt du, was das bedeutet? Das würde unser Leben zerstören!« Er schüttelte den Kopf. »Lass uns essen gehen.«

Das Frühstück war dürftig, mit abgepackten Broten und abgezählten Wurstscheiben. Nach einer Geburt hatte ich mir etwas Gehaltvolleres vorgestellt.

Wir waren die Einzigen. Eine Viertelstunde später kam eine Frau im Morgenmantel, mit kurzen Haaren und einer Figur wie ein Mann. Sie schob ein gläsernes Bettchen neben sich her, in dem ein Säugling lag. Er war riesig, vor allem seine Hände. Ich hatte kein Bettchen vor mir. Ihn dort liegen zu sehen, tat weh.

Als wir zum Empfang gingen, um uns abzumelden, lächelte mich die diensthabende Ärztin an. »Alles Gute zur Geburt Ihrer Tochter«, sagte sie.

»Danke«, antwortete ich. Und freute mich, dass jemand daran dachte, dass ich heute Nacht zum zweiten Mal Mutter geworden war.

»Wissen Sie«, sagte sie und hielt einen Moment inne. »Alles im Leben hat einen Sinn.«

»Ja«, sagte ich und lächelte. Und dachte an das warme und weiche Gefühl der letzten Nacht. An meinen neuen Weg. Mit Lola. Aber es befremdete mich, das aus ihrem Mund zu hören.

Ich füllte alle Formulare aus und unterschrieb, dass ich nach einer ambulanten Geburt auf eigenes Risiko nach Hause ging. Ließ mir die Adresse der Unikinderklinik geben und ein Taxi rufen.

Ricardo stand die ganze Zeit neben mir, ohne ein Wort zu sagen. Auch als wir im Taxi saßen, blieb er stumm.

Während der Fahrt rief ich meine Mutter an. Sie saß mit meinem Vater schon im Auto nach Leipzig. Ich erzählte, dass Lola in der Uniklinik sei. Und von dem Verdacht auf Down-Syndrom.

»Du musst sofort zu ihr fahren. Sie können sie dir doch nicht einfach wegnehmen«, sagte meine Mutter. Sie war aufgeregter als ich. »Papa kann Euch helfen. Er wird mit den Ärzten reden.« Zum Down-Syndrom sagte sie nichts.

Ich schaute aus dem Fenster. Die leere Stadt zog an uns vorbei. Es war Sonntag. Gleich konnte ich Lola sehen, sie in meine Arme nehmen. Bei ihr sein. Bald war alles in Ordnung. Auch wenn sie Down-Syndrom hat.

Meine nächtliche Vision lag wie eine warme, weiche Decke auf mir, umhüllte und schützte mich. Vielleicht war es auch das Glücksgefühl, das eine natürliche Geburt auslöst. Ich hätte allen Grund gehabt, vor Schmerz aus dem fahrenden Auto zu springen. Aber in meinem Herzen war Stille. Gelassenheit. Und Freude.

Warten auf ...

Ich ging zur Frauenstation und ließ mich aufnehmen. Meine Tochter sei heute Nacht mit dem Verdacht auf Down-Syndrom und einem möglichen Herzfehler eingeliefert worden. Ich würde gerne bei ihr sein und brauchte ein Zimmer. Die Ärztin nickte. Sie brauche aber eine Indikation für die Aufnahme. Ob Kreislaufbeschwerden in Ordnung seien.

Langsam und breitbeinig lief ich den Gang entlang. Die Kartoffeln zwischen meinen Beinen erinnerten mich daran, dass ich heute Nacht ein Kind geboren hatte. Die Glastüren gaben uns automatisch den Weg frei bis zu einer schweren Tür, an der »Neonatologie« stand. Wir klingelten.

Eine Schleuse. Wir mussten Jacken und Taschen einschließen, sterile Einmalkittel und eine Haube anziehen und unsere Hände desinfizieren. Ricardo brauchte einen Mundschutz. Er hatte Husten.

Eine der Schwestern brachte uns zu Lola. Sie habe den Luxus eines Einzelzimmers, verkündete sie stolz. Mein Herz blieb fast stehen, als ich sie sah. Noch nie hatte ich so viele Kabel, Schläuche und Maschinen an einem so kleinen Kind gesehen. Hinter ihrem gläsernen Bettchen standen drei Apparate, über die rote Zahlenreihen liefen. An der Wand hingen zwei Bildschirme mit bunten Kurven. An ihrem Kopf und an ihrer Hand hing ein Tropf, mit dicken Klebebändern befestigt, sodass kaum mehr etwas von ihrem Arm zu sehen war. Ein Schlauch kam aus ihrem Mund, einer führte zur Nase und einer hing am Zeh. Der Rest ihres Körpers war mit einem Tuch bedeckt. Sie schlief, die

Arme weit von sich gestreckt. Sie wirkte noch aufgequollener als letzte Nacht. Nicht mehr rosig, sondern weiß. Vielleicht lag es am Neonlicht. Mein Kind.

Eine junge Schwester stand neben Lola und nestelte an dem Schlauch in ihrer Nase. Sie begrüßte uns herzlich und erklärte, dass sie heute früh für unsere Tochter zuständig sei. Während sie sprach, streichelte sie Lola über die Wange. Wie eine Mutter.

»Es geht Ihrer Tochter gut. Ihre Werte haben sich schon stabilisiert. Die Ärzte werden Ihnen gleich alles erklären«, sagte sie und lächelte. »Ich muss Lola jetzt wickeln. Wenn Sie möchten, setzen Sie sich ruhig und schauen zu.« Sie nannte Lola beim Namen. Ich mochte sie.

In Lolas Windel kam eine schwarze Masse zum Vorschein. »Das ist Mekonium, das sogenannte Kindspech. Ihre Verdauungsorgane scheinen in Ordnung zu sein«, sagte die Schwester. »Gleich bin ich fertig, du Süße. Dann kriegst du eine frische Windel. Das ist besser, nicht?« Wie liebevoll sie mit Lola sprach. Obwohl sie tief und fest schlief.

Ein junger Mann, mit kurz geschorenen Haaren, einem geringelten Pullover und einem jungenhaften Gesicht kam in den Raum. Noch ein Arzt, den man äußerlich nicht als solchen erkannte. Offen blickte er uns an und gab uns die Hand.

»Ich bin Assistenzarzt hier. Falls Sie Fragen haben, kann ich die Ihnen jetzt gerne beantworten. Nachher kommt auch noch unsere Oberärztin und wird mit Ihnen sprechen.«

»Wofür sind all die Schläuche?«, fragte ich.

»Am Kopf und an der Hand, das sind Zugänge für den Tropf. Über den einen bekommt Lola ein Antibiotikum zugeführt, für den Fall einer bakteriellen Infektion. Zur Vorbeugung, denn die genauen Entzündungsparameter haben wir noch nicht bestimmt. Über den anderen Zugang bekommt sie Glukose und Elektrolyte zur Stärkung. Nahrung hat sie noch keine bekommen, weil wir erst abwarten müssen, ob mit ihrer Verdauung alles in Ordnung ist«, erklärte der Arzt.

»Sie hat grad Mekonium gekackert«, sagte ich. Fast ein wenig stolz.

»Das ist ein gutes Zeichen«, sagte der Arzt. »Auch mit ihrem Herzen scheint alles in Ordnung zu sein. Bei einem ersten Ultraschall konnten keine Unregelmäßigkeiten festgestellt werden.«

Innerlich jubilierte ich. »Und dieser Schlauch?«, fragte ich und deutete auf den, der zu ihrer Nase führte.

»Das ist ein sogenannter CPAP, über den wird unter Druck Luft in ihre Nase geführt. Eine kleine Atemhilfe, damit sie mehr Sauerstoff in den Blutkreislauf bekommt. Wegen ihrer immer noch niedrigen Sauerstoffsättigung im Blut. Die sollte zwischen 95 und 100 % liegen, bei Ihrer Tochter liegt sie bei 85 %«, sagte er und schaute mich ernst an. »Wie hoch die Sauerstoffsättigung ist, können wir hier am Fuß messen.«

»Und der Schlauch am Mund?«, fragte ich.

»Eine Magensonde, über die wir die viele Luft aus Lolas Bauch abgepumpt haben. Er war ganz aufgebläht. Jetzt ist er viel flacher. Sehen sie«, sagte er und hob kurz das Tuch hoch, das Lola bedeckte.

Dass Lola Down-Syndrom hat, erwähnte er nicht.

Er war mir sympathisch, der junge Arzt im geringelten Pullover. Er wirkte ehrlich um Lola und ihre Gesundheit bemüht. Vorhin waren mir die blinkenden Apparate, die bunten Kurven und der Kabelsalat noch wie Ungeheuer erschienen. Durch seine professionelle, aber auch zugewandte Art hatten sie angefangen, mir Sicherheit und Vertrauen zu vermitteln.

Ich wusste sofort, wer sie war, als sie den Raum betrat. Sie hatte so etwas Wissendes. Gute 50 Jahre alt, das Haar kurz und sehr gut geschnitten. In weißem Kittel. Über den goldenen Rand ihrer Nickelbrille hinweg schaute die Oberärztin uns offen an. Endlich jemand, der aussah wie ein Arzt.

»Herzlichen Glückwunsch zur Geburt Ihrer Tochter«, sagte sie und gab uns die Hand. Sie erklärte, dass Lola soweit stabil sei. Dass man das Antibiotikum weiter geben müsse, bis eine bakterielle Infektion ausgeschlossen werden könne. Dass man aber zum Glück keine organischen Auffälligkeiten als Ursache für die Anpassungsstörungen habe finden können, weder im Herzen noch bei der Verdauung.

»Gibt es da eine höhere Wahrscheinlichkeit?«, fragte ich.

»Wie meinen Sie?«

»Für organische Fehlbildungen. Weil sie doch so anders aussieht.« Ich brachte das Wort Down-Syndrom nicht heraus.

»Sie haben es also gesehen?« Über den Rand ihrer Brille hinweg schaute sie mich an.

»Ja«, sagte ich und nickte.

»Den meisten Eltern fällt das gar nicht auf.«

Ich musste an Lolas Augen denken und ihren vorgewölbten Bauch. An die Blicke der Schwestern.

»Wir sagen den Eltern am Anfang oft nichts, damit sie Zeit haben, eine Bindung zu ihrem Kind aufzubauen.« Sie räusperte sich.»Wenn sie ein paar Tage später davon erfahren, ist die Reaktion fast immer ›Was, unser Kind?‹. Bekommen sie die Diagnose sofort, haben einige Eltern Probleme, das Kind als ihr eigenes anzunehmen. Aber wo Sie es schon selbst gemerkt haben.«

»Ich hatte von Anfang an ein komisches Gefühl.« Und ich erzählte von den Hinweisen der Schwestern in der Geburtsklinik und der Frage des Arztes, der Lola in der Nacht abgeholt hatte.

»Wir müssen die Ergebnisse der genetischen Analyse abwarten. Doch auf Basis meiner jahrelangen klinischen Erfahrung ist ein Irrtum nahezu ausgeschlossen. Sie können davon ausgehen, dass ihre Tochter Down-Syndrom hat.« Ich schluckte.

»Aber eines müssen Sie wissen. Kinder mit Down-Syndrom sind glückliche Kinder.« Sie lächelte und schaute mir direkt in die Augen. »Ein Kind mit Down-Syndrom ist nicht krank, es leidet nicht. Es geht ihm wahrscheinlich sogar besser, und es ist glücklicher als viele andere Menschen.«

Die Ärztin hielt inne, wie um uns Zeit zu geben, das Gesagte aufzunehmen. »Heutzutage haben Menschen mit Down-Syndrom sehr viele Möglichkeiten, viel mehr als früher. Wir dürfen die Erwartungen nicht zu niedrig stecken. Man weiß noch gar nicht, was alles möglich ist. Weil wir immer noch nicht vollständig verstehen, welche Auswirkungen die chromosomalen Veränderungen haben. Auf jeden Fall gibt es eine riesige Varianz in der Entwicklung von Kindern mit Down-Syndrom.«

Ich sah wieder den kleinen Jungen mit Topfhaarschnitt und heraushängender Zunge vor mir. Was war am oberen Ende der Varianz? Sprechen, Lesen, Schreiben?

»Wir können vom Besten ausgehen, zumal Lola keine organischen Besonderheiten aufweist. Das ist eine wichtige Voraussetzung dafür, dass sie sich gut entwickelt«, sagte sie.

»Ja«, antwortete ich. Und sah Lola mit einem Schulranzen auf dem Weg in die Schule. Alle Wege standen ihr offen. Abitur. Auch dieser?

»Warten Sie einen Moment«, sagte die Ärztin und ging aus dem Raum. Kurz darauf kam sie zurück mit einem Buch in der Hand. »Das können Sie sich in Ruhe ansehen, als kleinen Einstieg. Es ist sehr schön und Mut machend. Wenn Sie mit Lola entlassen werden, legen Sie es mir bitte wieder ins Fach.«

Und die Ärztin gab mir das Buch »Außergewöhnlich« von Conny Wenk. Geschichten von anderen Familien mit einem Kind mit Down-Syndrom und ihrer ersten Zeit. Sie gab uns die Hand und verabschiedete sich.

›Es sind glückliche Kinder‹. So hatte ich es noch gar nicht gesehen. Es ging nicht um mich, um mein Wohl, um uns als Eltern. Darum, ob ich mit meinem Kind glücklich war, ob es meine Erwartungen erfüllte oder ob es sie enttäuschte. Wichtig ist, dass Lola glücklich ist. Darum ging es. Und Lola würde wahrscheinlich glücklicher sein als viele andere Menschen. Das war das Wichtigste. Was für eine Kraft dieser Gedanke gab.

Ricardo sah grau aus und eingefallen. Seine Haare schimmerten weiß. Ich versuchte, ihm zu übersetzen, was die Ärztin gesagt hatte. Sein Blick blieb leer, ohne Ausdruck.

Und die Zeit verging. Wir saßen neben Lola, schauten den blinkenden Zahlenreihen zu und warteten. Seit Lola auf der Welt war, warteten wir. Und konnten sie nicht im Arm halten. Sie lag dort, eingekabelt, und war mir fremd, mein eigenes Kind.

Der Alarm ging los, wahrscheinlich war eines der Kabel verrutscht. Die Schwester kam herein und drückte einen Knopf. Ich nahm mir ein Herz und fragte sie. »Wäre es möglich, Lola auf den Arm zu nehmen?«

»Natürlich«, sagte sie. Fünf Minuten später lag Lola mit ihrem Kabelapparat bei mir auf dem Arm, friedlich schlafend wie zuvor. Nur den Atemschlauch hatte die Schwester weggelassen. Um auszuprobieren, wie es ohne die Atemhilfe ging. Ich wagte nicht, mich zu bewegen.

Zum ersten Mal konnte ich Lola anschauen. Die Äderchen auf ihren Augenlidern, ihre Wimpern, ihre Stupsnase, ihre feinen Nasenlöcher, die sich unmerklich vergrößerten und verkleinerten, wenn die Luft aus und ein strömte. Wie süß sie war.

Ich mit Lola auf dem Arm. Eins mit der Welt. Die Kabel, Schläuche und Maschinen existierten nicht mehr.

Ricardo saß neben mir und schaute immer noch starr. Ich glaubte, Tränen in seinen Augen zu sehen.

Irgendwann, eine Ewigkeit oder einen Augenblick später, ich hätte es nicht sagen können, kam die Schwester wieder und meinte, dass sie Lola in ihr Bettchen zurücklegen müsse. Die Ärzte wollten ihre Lunge röntgen. Nach dem Mittagessen könnten wir wiederkommen. Die Uhr zeigte kurz nach zwölf.

Wir saßen zusammen mit meinen Eltern in der Caféteria der Frauenstation. Vor einer Stunde waren sie angekommen. Alle medizinischen Details wollten sie wissen. Ich erzählte, Ricardo schwieg.

Down-Syndrom? Meine Mutter meinte, wir sollten erst einmal die Diagnose abwarten.

Nein, es sei sicher, sagte die Oberärztin, auf Basis ihrer jahrelangen klinischen Erfahrung. Und ich berichtete von den typischen äußerlichen Merkmalen. Und von den Möglichkeiten.

Mein Vater meinte, das Wichtigste sei, dass Lola keine organischen Probleme habe. Und dass sie, sobald möglich, zu uns nach Hause käme. Sie sei ein Baby wie andere auch. Den Rest werde man sehen, wenn es an der Zeit sei. Und Punkt.

Er fing an, von den neusten gesundheitspolitischen Avancen und der Gesundheitsreform zu erzählen. Und von seinem Schreiben ans Ministerium.

Ich war irritiert. Unser Leben stand Kopf. Lola lag im »Hochsicherheitstrakt« der Klinik. Wann sie entlassen würde, war unklar. Und mein Vater erzählte mir Einzelheiten aus seinem beruflichen Alltag als Arzt. Das Leben ging weiter. Vielleicht war das seine Botschaft.

Wie Lola aussah, wollte meine Mutter wissen. Nur die Eltern durften in die Neonatologie. Sie gab mir ihre Kamera. Ich sollte ein Foto machen.

Auf den Bildern, die ich von Lola machte, sah sie furchterregend aus. Breit und aufgequollen unter dem Kabelwust.

Wie süß, rief meine Mutter, als ich ihr das Foto am Nachmittag zeigte. Wie niedlich und hübsch sie aussehe. Was hatte sie sich vorgestellt, dass sie dieses Bild süß fand?

Ricardo war zusammen mit meinen Eltern zu Annette gefahren, um Greta abzuholen. Endlich hatte ich einen Moment für mich alleine. Durch die Fenster trat das gelbe Licht des Nachmittags.

Auf dem Nachttisch lag das Buch, das mir die Oberärztin

gegeben hatte. »Außergewöhnlich« war der Titel, darunter das Bild einer strahlenden Mutter mit rehbraunen Augen und einem kleinen Jungen, der sich an sie schmiegt. In seinem Gesicht war deutlich zu erkennen, dass er Down-Syndrom hatte.

Ich blätterte durch das Buch. »Es sind glückliche Kinder«, hörte ich die Oberärztin sagen. So wirkte es. Die einen mit breiten Wangen, einer mit Brille. Ein Mädchen mit langen Zöpfen, eines war schon älter und sah sehr pfiffig aus. Immer diese Begeisterung im Blick, dieses Leuchten, bei den Kindern wie bei den Müttern. Direkt ins Herz lachten sie mir.

»Und glückliche Eltern«, dachte ich.

Ich begann zu lesen. Von der »Reise nach Holland« von Emily Kingsley. Ein Kind mit Down-Syndrom zu bekommen sei, als ob man in Holland rauskommt, obwohl man nach Italien wollte. Ich hatte eigentlich sehr schöne Erinnerungen an Amsterdam und fand die Italiener viel zu laut und auf Äußerlichkeiten bedacht. Die Erwartungen anzupassen, das war es wohl, was es einem so schwer machte.

Ich las was von »frech« und »hübsch«, »umwerfend« und »neugierig«. Von »Schock« und »Geschenk«, von »Liebe« und »Geduld«. Mit Gänsehaut blätterte ich das Buch durch und wusste, dass hier und jetzt etwas ganz Neues, ganz Großes mit mir passierte.

Lola. Ein Geschenk. An mich. An uns.

Meine Mutter kam am frühen Abend wieder. Sie brachte Blumen und Geschenke. Einen Stapel Bücher für die Stillzeit und eine Rinderbrühe. Ricardo war bei Greta geblieben. Mein Vater war wieder nach Hause gefahren. Von Annette brachte sie einen Strauß Sonnenblumen und einen Zitronenkuchen. Ein kleines Püppchen für Lola und das Büchlein »Kleines Wesen sei willkommen« mit Liedern von Gerhard Schöne. Vorne Gottes Segen von der ganzen Familie.

Ich war gerührt. Spürte die Liebe meiner Mutter. Die warme Präsenz von Annette. Kein Wort über Down-Syndrom. Kein Wort über Lolas Besonderheit. Nur Freude über ihre Geburt. Ich war Mutter geworden. Eines Kindes, egal wie besonders. Wie es mich freute, dass die anderen sich freuten, mit uns.

»Wie geht es Lola? Wann kann sie zu dir?«, fragte meine Mutter.

»Wenn es ihr morgen besser geht, kann sie auf die Nachsorgestation.«

»Können wir sie da besuchen?«

»Nein, auch da dürfen nur die Eltern hin«, sagte ich.

Sicher war es schwer, mit der Diagnose umzugehen, ohne Lola gesehen zu haben. Ihre süße Nase und ihre Fingerchen. Ich verstand ihre Ungeduld.

Ich nahm das Buch »Außergewöhnlich« vom Nachttisch und gab es meiner Mutter. »Schau dir mal dieses Buch an. Es ist wunderschön. Die Gesichter. Sie sehen so glücklich aus.«

Gemeinsam blätterten wir durch das Buch. Schauten uns Seite um Seite an. Ich glaubte zu spüren, wie sich meine Mutter entspannte.

»Eine Geschichte hat mir am besten gefallen. Die von der Spezialmutter. Von Erma Bombeck. Soll ich sie dir einmal vorlesen?«, fragte ich.

Ich fand die Geschichte so ergreifend, dass es mir in Schauern über den Körper lief, als ich sie zum ersten Mal gelesen hatte.

Gott gibt darin den Engeln den Auftrag, die Kinder an ihre zukünftigen Eltern zu verteilen. Und er bestimmt, wer welches Kind erhält, je nach Fähigkeiten der Eltern. Einer Frau gibt er ein Kind mit Behinderung.

Der Engel ist entsetzt und fragt, warum Gott gerade dieser Frau ein behindertes Kind gibt, sie sei doch so glücklich.

Ja eben deswegen, meint Gott, weil ich weiß, dass sie es tragen kann. Es einer Frau zu geben, die das Lachen nicht kennt, sei grausam.

Und Gott erklärt, welche besonderen Eigenschaften diese Mutter befähigen, ein Kind mit Behinderung annehmen zu dürfen. Sie habe den rechten Sinn für Selbstständigkeit und Unabhängigkeit und den nötigen Egoismus, um sich gelegentlich von dem Kind trennen zu können. Denn sonst könnte sie das alles nicht überstehen.

»Und was bekommt sie für einen Schutzheiligen?«, fragt der Engel mit gezückter Feder.

Da lächelt Gott. »Ein Spiegel wird genügen.«

Ich war auserwählt. Ich. Mit allen meinen Eigenschaften, die mir immer als so eigen und stoffelig erschienen waren. Genau die waren nötig, um ein Kind mit Behinderung aufziehen zu können.

Meine Brust blähte sich, als hätte man mir den Nobelpreis verliehen. Meine Mutter lächelte, und ich auch.

Als meine Mutter gegangen war, durchwanderte ich in Gedanken die letzte Nacht und den Tag. Wie alt ich mich plötzlich fühlte, wie weise.

Lola, meine Lola. Bald, ganz bald, bist du bei mir.

Mein Handy klingelte. Ricardo.

»Ich hab's bei Google eingegeben. Es ist schrecklich.« Er schluchzte. So stark, dass ich ihn kaum verstehen konnte. »Nie wird sie etwas lernen können. Nie.«

»Ricardo, was ist los?«, sagte ich. »Ricardo.«

»Und diese Krankheiten, die sie haben kann. Nie wird sie mich verstehen können. Nie meine Musik hören können. Nie die Welt begreifen so wie wir.« Ich hatte ihn noch nie so aufgelöst erlebt. Ihn, der immer gefasst war. Den nichts aus der Bahn brachte. »Wie sollen wir leben, mit ihr? Wie? Sag mir das!«

»Wer weiß, was sie einmal verstehen kann? Vielleicht ganz viel? Vielleicht ganz ähnlich wie wir? Wer weiß?«, sagte ich. Er antwortete nicht.

»Jetzt am Anfang ist es doch gar nicht so anders. Sie ist ein Kind wie andere auch. Du wirst sehen.« Ob ihn meine Worte erreichten? »Und Greta. Die wird Lola als die nehmen, die sie ist. Ihre kleine Schwester. Ganz ohne Erwartungen. Ohne Vergleiche.«

Ricardo sagte nichts. Aber er hatte aufgehört zu weinen.

»Hast du es deinen Eltern schon erzählt?«, fragte ich.

»Sie kommen erst am Donnerstag wieder«, sagte er. Sie waren in Brasilien im Urlaub, bei seiner Schwester, die dort lebte.

»Du kannst ihnen doch wenigstens eine Mail schreiben.«

»Sie sollen ihren Urlaub genießen«, sagte er.

Ich hatte heute Nacht ein Kind geboren, ein Kind, das alles auf den Kopf stellte. Ricardo war am Boden. Und seine Eltern sollten in Ruhe Urlaub machen?

»Dann sag ihnen doch wenigstens, dass sie geboren ist. Du musst ihnen ja nicht erzählen, dass sie Down-Syndrom hat«, sagte ich.

Da brach er wieder in Tränen aus. Und sagte, dass er jetzt erst einmal schlafen müsse und überließ mich der Nacht und meinen Gedanken.

Morgen war ein neuer Tag. Ich fuhr die Rückenlehne des Bettes nach unten, löschte das Licht und schloss die Augen. Nach einem Tag, der 40 lange Stunden gedauert hatte. Der etwas zum Fließen gebracht hatte, was schon seit Jahren in mir eingefroren war.

Ein Funke Hoffnung

Auf dem Tischchen in der Ecke lagen Lolas Geschenke. Der Kuchen, die Sonnenblumen, das Büchlein mit den Liedern von Gerhard Schöne. Neben mir stand ein Ungetüm an Milchpumpe, das aussah wie ein Funkgerät aus DDR-Zeiten. Ihr war es zu verdanken, dass Lola jetzt bei mir auf dem Zimmer der Frauenstation lag. Seit meinem Einzug in die Uniklinik hatte ich sie alle vier Stunden in Betrieb. Und meine Brust produzierte tadellos Muttermilch, mehr als mir lieb war.

»Ihre Tochter darf erst zu Ihnen auf die Frauenstation, wenn es mit dem Stillen klappt«, hatte die Oberschwester gesagt. Und wie durch ein Wunder hatte Lola schon beim zweiten Mal Anlegen getrunken, ganze 40 ml. Jetzt lag sie neben mir, in einem dieser gläsernen Bettchen für Neugeborene, unter einer dicken Babydecke voll grüner Elefanten und schlief.

Drei Tage hatte Lola voller Schläuche und Kabel auf der Neonatologie verbracht. Beschützt von den unzähligen Apparaten, die jede Unregelmäßigkeit ihrer Sauerstoffsättigung, ihrer Atmung oder ihrer Körpertemperatur durch Klingeln und Blinken mitteilten. Drei Tage, die mir wie eine Ewigkeit erschienen waren. Nichts hatte ich mir mehr gewünscht, als Lolas kleinen, weichen Körper ganz ohne Kabel und Kleidung auf meiner Haut zu spüren. Nach einer Reihe weiterer Untersuchungen hatten uns die Ärzte endlich mitgeteilt, dass Lola bis auf ein kleines Loch im Herzen gesund war.

Ich beugte mich über Lolas Bettchen und schob die dicke Decke mit den grünen Elefanten beiseite. Ihre Brust hob und senkte sich regelmäßig. Behutsam fasste ich unter ihren Rücken und hob sie hoch. Immer wieder erstaunte es mich, wie leicht sie war. Ich legte sie in meine Armbeuge, lehnte mich an die hochgestellte Rückenlehne meines Bettes und zog die Knie an.

Ich saß da, mit Lola im Arm und tat nichts anderes, als sie anzuschauen. Ganz lange und intensiv, als könnte ich in sie hineinblicken. Lola, meine kleine Lola. Ich versuchte, mich ganz weich zu machen, so weich wie sie. Alle Gedanken abzustellen und sie zu fühlen, mit allen meinen Sinnen.

Da spürte ich plötzlich ihr Gewicht auf meinen Armen, ganz deutlich. Und fühlte ihre Wärme durch ihren Strampelanzug hindurch. Es war mir, als könnte ich ihren Atem hören, so fein, wie das Atmen eines Kätzchens. Ich sog mich in sie hinein, war ganz still und im Moment. Und versuchte nichts anderes, als mit ihr zu fließen, mit ihr zu atmen, mit ihr zu fühlen. In ihre Welt zu kommen, ihren Rhythmus zu fühlen, ganz bei ihr zu sein. Es gab keine Fragen mehr und keine Gedanken. Alles stand still. Ein Gefühl des Einsseins ...

Ich wollte in diesem Zustand bleiben, für immer. Lola in meinem Arm, mehr brauchte ich nicht zum Glücklichsein. Am liebsten hätte ich diesen Moment aufgenommen. Auf eine dieser alten Tonbandkassetten, die man immer und immer wieder im Walkman abspielen kann, bis sie so leiern, dass man den Text eigentlich gar nicht mehr versteht. Aber das ist vollkommen egal, weil es das Gefühl dabei ist, was zählt.

In den folgenden Tagen bekamen wir viel Besuch. Familie, Freunde und Bekannte. Sie brachten Blumen und Geschenke. Dass Lola Down-Syndrom hat, war immer Thema, aber es trübte niemals die Stimmung. Meine Eltern und meine engsten Freunde empfanden Lolas genetische Besonderheit eher als Herausforderung, denn als Bedrohung. Vor allem, nachdem sie Lola gesehen hatten. Ein zartes kleines Baby, mit winzigen Händchen und einer entzückenden Stupsnase. Der stereotypen Vision von Down-Syndrom, die als Phantom in den Köpfen vieler schwangeren Frauen herumgeistert, wollte sie nicht entsprechen. Vielleicht lag es auch daran, dass ich mein positives Grundgefühl auf die anderen übertragen hatte. Wir lachten, tranken Sekt und stießen auf Lolas Geburt an.

Von Tag zu Tag wurden auch Ricardos Augen wärmer, sein Blick weicher und zärtlicher. Je öfter er Lola anschaute und sie in seinen Armen hielt. Bald erkannte ich dasselbe Strahlen darin wie nach Gretas Geburt.

Ein Freund von ihm hatte ihm erzählt, dass sein ältester Bruder, Moisés, auch Down-Syndrom habe. Als er seiner Mutter von Lolas Geburt erzählte, freute sie sich riesig für uns und meinte, dass Moisés ihr immer der liebste von allen gewesen sei.

Auch seinen Eltern hatte Ricardo endlich von Lolas Geburt erzählt, nachdem sie aus Brasilien zurück waren. Sie buchten den nächsten bezahlbaren Flug nach Deutschland. Anfang Januar, direkt nach den Feiertagen. Am Telefon klangen sie besorgt.

Meine Mutter hatte mich zum Mittagessen in den kleinen Speisesaal auf der Frauenstation begleitet. Die Sonne durchflutete den Raum, draußen glitzerte Frost auf den Bäumen. Strahlende Wintertage Ende November. Morgen würden wir entlassen werden, wenn alles gut ging. Meine Mutter hielt Lola auf dem Arm. Sie war so eingekuschelt in eine dicke Decke, dass ich sie nicht sehen konnte.

»Wirklich, ich finde, dass sie ganz normal aussieht. Sie ist so süß. Schau doch mal.« Zärtlich schaute meine Mutter Lola an und streichelte ihre Fingerchen, als seien sie aus Porzellan. »Hast du nicht gesagt, dass die Chefärztin in der anderen Klinik auch so eine Vierfingerfurche hat? Und ich habe meine Füße angeschaut. Ich habe auch einen großen Abstand zwischen dem großen Zeh und dem anderen. Wie heißt das noch?«

»Eine Sandalenlücke«, antwortete ich und schüttelte den Kopf. »Die Chefärztin hat gesagt, dass sie sich aufgrund ihrer klinischen Erfahrung sicher ist, dass Lola Down-Syndrom hat. Eine solche Häufung von typischen Merkmalen wäre zu unwahrscheinlich. Du hast schließlich nicht so schräge Augen, bist nicht so hypoton, hast keine solche weißen Punkte in deinen Augen. Und eine Vierfingerfurche hast du auch nicht.«

Meine Mutter untersuchte ihre Hände und zuckte mit den Schultern. Dann schaute sie mich prüfend an. »Du hast übrigens eine ganz ähnliche Augenform wie Lola. Auch so mandelförmig. Kannst du dich an deine Kinderbilder erinnern? Da sieht man es noch viel deutlicher. Weiße Punkte habe ich übrigens keine in Lolas Augen gesehen.«

»Mama, willst du damit sagen, dass Lola kein Down-Syndrom hat oder was?«, fragte ich.

»Wer weiß«, antwortete meine Mutter.

Ich schüttelte heftig den Kopf. Wollte sie es nicht wahrhaben? Hoffte sie im Stillen, dass Lola ganz normal sei? Wir wussten, dass Lola anders war. Wir würden nicht einfach weitermachen können wie zuvor. Das hatte ich schon in der ersten

Nacht erkannt, mit einer mir zuvor unbekannten Klarheit. Ich hatte das Gefühl, dass meine Mutter im Grunde hoffte, dass alles beim Alten bliebe. Dass sie Lola nicht so wollte, wie sie war. Und das verletzte mich.

Als ich am Abend Lola neben mir in ihrem gläsernen Bettchen liegen sah, beugte ich mich über sie und schaute sie lange an. Und wenn die Diagnose doch falsch war? Vielleicht war Lola der einzige in 1.000 Fällen, bei dem sich die Ärzte geirrt hatten? Die genaue genetische Analyse hatten wir noch nicht. Ich schloss die Augen und sah ein kleines strahlendes Mädchen, das tapsend über den Teppich ging. Alle jubelten ihr zu und freuten sich über ihre ersten freien Schritte. Vielleicht war alles ein großer Irrtum?

Ich bestellte mir das Buch »Babys mit Down-Syndrom« und las darin immer wieder die typischen Merkmale bei Down-Syndrom durch. Vor allem den Satz, dass diese Merkmale zwar auch bei Menschen ohne genetische Auffälligkeiten vorkämen, eine Mehrzahl davon aber doch ein deutlicher Hinweis auf das Vorliegen von Trisomie 21 sei.

Ich berechnete Wahrscheinlichkeiten. Konnte das noch ein Zufall sein? Ich schaute Lola ganz genau an. Waren ihre Augen wirklich so schräg gestellt? Hatte sie nun diese »Brushfield-Spots« in den Augen oder nicht, wie meine Mutter behauptet hatte? So weit war ihr großer Zeh doch gar nicht von den anderen Zehen weg. Und der Arzt im Krankenhaus hatte gemeint, dass sie gar nicht »so« hypoton sei wie andere Kinder.

Ich versuchte, einen objektiven Blick auf Lola zu bekommen, um ihre genetische Besonderheit besser abschätzen zu können. Sieht sie jetzt aus wie ein Baby mit Down-Syndrom oder nicht?

Und verlor mein Gefühl für sie. Der Fluss zwischen uns kam ins Stocken, je mehr ich sie von außen anschaute. Wann immer ich mir dessen bewusst wurde, versuchte ich, es zu unterdrücken. Doch der Funken Hoffnung, einmal entfacht, wollte nicht erlöschen.

Zwei Wochen lang mussten wir auf die Ergebnisse der genetischen Analyse warten. Jeden Tag fragte mich Ricardo, ob ich schon im Briefkasten nachgeschaut hatte. Jeden Tag ging ich hin, öffnete die Post. Wieder kein Brief von der Klinik. Jeden Tag fragte meine Mutter, ob wir die Ergebnisse hätten. Bei jedem Anruf erkundigten sich die spanischen Großeltern. Immer noch kein Brief.

Schließlich rief ich bei der Klinik an. Die Ärzte waren in einer Besprechung. Ich sagte, dass wir seit zwei Wochen auf die Ergebnisse einer genetischen Analyse warten. Dass man uns einen Brief schicken wollte. Dass ich jetzt wissen wollte, ob sich der Verdacht auf Down-Syndrom bestätigt habe. Kurzes Schweigen am anderen Ende der Leitung. Man würde mich sofort zurückrufen.

Einige Minuten später klingelte das Telefon, eine männliche Stimme. Ich kannte den Arzt nicht. Seine Stimme klang belegt. Der Verdacht habe sich bestätigt. Eine freie Trisomie 21. Ob ich Kontakt zu einer Sozialarbeiterin haben wolle? Er gab mir den Namen und ihre Telefonnummer. Ich legte auf.

»Freie Trisomie 21.« Das war die häufigste Form. Ich setzte mich aufs Sofa und holte tief Luft ...

Irgendwann stand ich auf und ging ins Schlafzimmer zu Lolas Bettchen. Da lag sie, mit ausgebreiteten Armen, vollkommen entspannt und hingegeben. Sie schlief. Ich schaute sie lange an. Strich ihr behutsam über ihr zartes Gesicht, spürte ihre weiche Haut. Sie bewegte sich nicht. Als sei sie im Winterschlaf. Und da war es wieder, dieses Gefühl, dass es gut so war, wie es war. Ich ging zu Ricardo und erzählte ihm von der definitiven Diagnose. Er nickte.

Als ich meiner Mutter am Telefon davon erzählte, war es einen Moment ganz still in der Leitung. Auch die spanischen Großeltern klangen ernüchtert. Die Ärztin hatte gesagt, dass sie sich aufgrund ihrer klinischen Erfahrung sicher war. Und doch hatten wir alle in uns die Möglichkeit eines Irrtums offen gelassen.

Letztlich war ich froh und dankbar, endlich die Diagnose zu haben. Jetzt gab es keine Ausflüchte mehr. Endlich konnte ich Lola wieder liebevoll anschauen, ohne mich jedes Mal zu fragen, ob sie nach Down-Syndrom aussah oder nicht. Ja, sie hatte es. Aber sie war meine Lola. Und meine Liebe und meine Zärtlichkeit begannen wieder zu fließen, ohne dass sich eine falsche Hoffnung immer wieder in den Weg legte.

Erste Blicke

Ende November. Die Luft war eisig, aber der Himmel strahlte blau. Es war das erste Mal, dass wir mit Lola aus dem Haus gingen, um Greta bei ihrer Tagesmutter Annette abzuholen. Nach zehn Tagen, eingekuschelt in unsere Welt, kamen mir der Verkehr und das Tageslicht unwirklich vor.

Ich trug Lola im Tuch vor meiner Brust. Sie war so winzig, dass sich ihr Körper nur als Wölbung unter meinem Mantel ausmachte. Ihre weiße Wollmütze schaute oben hervor. Die, die meine Mutter für mich damals als Baby gestrickt hatte. So winzig klein, dass sie Greta nie gepasst hatte. Mir und Lola aber schon. »Microzephalus« stand in Lolas Entlassungsbericht. Ein zu kleiner Schädel im Vergleich zur Norm.

Das Tuch hatte ich mir extra für Lola bestellt. Gelb-orange gemustert. In den Farben des Herbstes. Während der Schwangerschaft hatte mich eines Tages das Gefühl überkommen, dass Lola ein ganz kleines schwaches Wesen werden würde. Und ich sie unbedingt im Tuch tragen wollte. Dass sie das brauchen würde. Eine Eingebung. Mütterliche Intuition.

Ich wollte ein paar Blumen kaufen für Annette. Für alles, was sie für uns getan hatte. Aufgepasst auf Greta in der Nacht von Lolas Geburt. Ihre ersten warmen Worte und ihre Erzählung von der kleinen Margarete, die mir so viel Mut gemacht hatte. Die liebevollen Geschenke für Lola. Der Kuchen, das Büchlein, das Püppchen. So viel Wärme und Liebe hatte sie uns entgegengebracht. Wie dankbar und froh war ich, sie zu kennen.

Die Blumenhändlerin schaute mich erwartungsvoll an.

»Mädchen oder Junge?«, fragte sie und lächelte.

»Ein Mädchen«, antwortete ich. Und spürte, wie mich eine Woge von Zärtlichkeit überkam.

»Wie winzig«, sagte sie.

»Zehn Tage ist sie alt«, antwortete ich. »Und heute zum ersten Mal draußen.«

Ich kaufte einen Mistelzweig für Annette. Unter dem sich die Liebenden küssen. Über Annettes Türschwelle sollte er hängen und Segen bringen über ihr Haus, gerade so, wie sie welchen über unseres gebracht hatte.

Zärtlich strich ich über die Wölbung meines Mantels. Über den darunter kaum zu spürenden feinen weichen Rücken von Lola. Winzig. Wie alles an ihr. Und wieder überkam mich ein Gefühl der Hingabe an dieses kleine Wesen.

Genau das Gefühl, das ich mir für unsere Ankunft zu Hause ausgemalt hatte. Da war es. Die Sonne, das Lächeln. Strahlen, innen wie außen. Über mein Kind, das ich getragen und geboren hatte. Das kleine Wunder.

Wie ich mich darauf freute, mein Glück gleich mit den anderen Eltern bei Annette zu teilen. Wie hatte ich jemals darüber trauern können, dass Lola so war, wie sie war. Gleich würden mich alle beglückwünschen. Sich mit uns freuen. Genau erinnerte ich mich an die Euphorie meiner Freunde und Kollegen, als sie Greta das erste Mal gesehen hatten. Welche Andacht der Anblick eines Neugeborenen bei den Menschen auslöst. Diese Wesen, die noch einen Schein vom Jenseits auf ihren Zügen tragen.

Voller Vorfreude ging ich mit Ricardo die Straße entlang zur Bahn. Hielt mein Gesicht in die kalte Luft dieses Novembernachmittags und freute mich über die Sonnenstrahlen, die sich in den Fenstern der Altbauten spiegelten und mich blendeten.

In der Tram war mir, als würden mich alle verstohlen anschauen. Wahrscheinlich war es meine warme Ausstrahlung, die zwischen den dicken Mänteln und hochgezogenen Kragen der Mitfahrer die Blicke auf sich zog.

»Nächste Haltestelle Nordplatz«, ertönte die Lautsprecherdurchsage. Wir stiegen aus. Zusammen mit uns Lukas, der fünfzehnjährige Sohn von Annette. Warm und offen lächelte er uns an. Er hatte eine Innigkeit in seinem Blick, die mich berührt hatte, seit ich ihn kannte.

»Herzlichen Glückwunsch zur Geburt von Lola«, sagte er und schaute grinsend auf die Wölbung meines Mantels.

»Danke«, sagte ich. »Heute sind wir übrigens zum ersten Mal mit ihr draußen unterwegs, um Greta bei Annette abzuholen.« Ich strahlte ihn an.

»Was für eine Ehre«, antwortete Lukas. Und strahlte zurück. Und ich hätte platzen wollen vor Stolz.

Voller Vorfreude schwebte ich über die Straße und durch Annettes Hausflur hindurch zum Hof. Wo wir oft gemeinsam mit den anderen Eltern standen und erzählten, bevor alle nach Hause gingen. Dann stand immer einen Moment die Welt still, in diesem grünen Innenhof, mit den ausgelassenen Schreien der Kinder, der liebevollen Wärme von Annette, den Anekdoten aus dem Leben der anderen Familien. Diese Momente beim Abholen nach einem Tag intensiven Schreibens an meiner Doktorarbeit waren Lichtblicke. Eine Oase zum Auftanken.

Als ich das letzte Mal vor knapp zwei Wochen hier war, hatten wir auf die erfolgreiche Verteidigung meiner Arbeit angestoßen. Erfolgreich auch in der Hinsicht, dass Lola solange gewartet hatte, bis der Doktorhut saß. Ich hatte es geschafft. Jetzt galt es, Lolas Geburt zu feiern.

Ich trat hinaus in den Hof. Die Sonne schaute gerade noch über die Dächer der Häuser. Niemand schien mich zu bemerken. Ich ging zu Annette. »Hallo Annette«, kam überschwänglich aus mir heraus.

»Hallo Amelie«, antwortete sie und lächelte. »Das ist ja schön.«

»Da ist sie, die kleine Lola«, sagte ich und schob die weiße Mütze beiseite, um den Blick frei zu machen auf Lolas kleines Näschen.

Annette streckte den Kopf vor und schaute vorsichtig in Lolas Richtung. »Schön, dass ihr da seid«, sagte sie und lächelte. Am Telefon war sie so herzlich und euphorisch gewesen. Ihre Worte so warm. Heute schien sie zurückhaltender.

Die anderen Eltern standen abseits und waren immer noch ins Gespräch vertieft. Nach Gretas Geburt hatte ich das Gefühl gehabt, einen Monat lang im Rampenlicht zu stehen, egal, wo ich auftauchte. Selbst bei Wildfremden hatte sie für zärtliche Kommentare und liebevolle Blicke gesorgt. Zumindest in meiner Erinnerung.

Ich wollte erzählen von Lolas Geburt, und wie schnell alles gegangen war. Und wie wir von ihrer Besonderheit erfahren hatten. Dass es alles gar nicht so war, wie sich das immer alle vorstellten.

Doch niemand trat zu uns oder grüßte. Und ich wusste auf einmal nicht mehr, was ich sagen sollte. Wie ich in diese Leere hinein davon anfangen sollte. Noch vor knapp zwei Wochen hatten die anderen Mütter jeden Tag mit mir gefiebert, Tipps und Hinweise gegeben. Von ihren eigenen Geburtserfahrungen erzählt. Vielleicht hatten sie mich auch noch nicht gesehen. Ich trat zu der Gruppe und grüßte.

Unsichere Blicke, flüchtig, meinem Blick ausweichend. Hoch und runter huschten sie über die Wölbung meines Mantels, zu meinem Gesicht, zu den anderen Eltern und wieder zurück. Ohne länger an einer Stelle zu verharren. Einige Sekunden Stille, die sich ins Endlose ausdehnten. Mir war, als würde ich das Ringen nach Worten hören.

Ich hätte mich in Luft auflösen wollen, um auf der Stelle zu verschwinden. Wie dumm war ich gewesen, mich auf diesen Moment zu freuen. Wie hatte ich mich von der netten Reaktion einer Blumenhändlerin so blenden lassen, die nicht wusste, welch dunkle Zukunft ich unter der kuscheligen Mütze verborgen trug.

Hier in den Blicken der anderen Mütter stand es geschrieben. Trauer statt Freude. Mitleid. Wie sie mich anschauten. Als hätte ich eine ansteckende Krankheit.

Bestimmt hatte Annette ihnen von der Diagnose erzählt. Wie hatte ich mich der Illusion hingeben können, dass sie sich mit uns freuen. Vor wenigen Tagen hatte ich selbst noch unter Schock gestanden über diese Wahrheit, diese verfluchte Wahrheit. Und nicht jeder war so locker und gelassen wie meine eigene Familie und meine engsten Freunde.

Hier begegnete mir die Reaktion der Umwelt auf mein Kind. Down-Syndrom, die zu eliminierende Gefahr bei jeder Vorsorgeuntersuchung, das Schreckgespenst jeder schwangeren Frau und Mutter.

Ich dachte an Erma Bombecks Geschichte von der Spezialmutter. Davon, dass ich auserwählt war von Gott, ein solches

Kind zu haben. Dass sie ein Geschenk war. Besonders. Außergewöhnlich in jeder Hinsicht. Ich wollte ihnen so gerne davon erzählen. Was ich gelernt hatte, was ich wusste. Sie verzaubern, so wie Lola mich verzaubert hatte.

Aber ich fühlte nur noch Leere, ein leises Flattern im Magen und ein Zittern in den Beinen. Ich wollte nach Hause. Wieder in meine Betthöhle kriechen. Mit der Taschenlampe dort liegen und meine Geschichte weiterlesen. So wie ich sie mir vorstellte. Ich wollte nicht mehr wissen, was sie dachten. Ihre Geschichten, ihre Ängste, ihre Worte interessierten mich nicht. Ich wollte nur noch fort von hier.

Eine Mutter trat zu mir und reichte mir eine Tüte. »Für Euch. Für Lola und Greta. Zur Geburt.« Sie lächelte. Ein wenig zurückhaltend, aber sie lächelte.

Ich war einen Moment irritiert. »Das ist ja nett«, stammelte ich. Und schaute auf die Tüte in ihrer Hand.

Litt ich unter Wahnvorstellungen? Vielleicht waren die anderen Eltern gar nicht so verunsichert und befremdet, wie ich es gerade noch empfunden hatte, sondern nur nicht ganz so euphorisch? Vielleicht war es normal, dass man zur Geburt des zweiten Kindes nicht mehr so gefeiert wird? Ich selbst hatte der einen Mutter zur Geburt ihres Sohnes auch nur kurz gratuliert und mich nicht stundenlang über ihren Sohn gebeugt. Ich kannte sie doch kaum, so wie sie mich. Was sollten sie auch sagen?

Ich atmete wieder etwas ruhiger. Vielleicht war ich auch nicht so sicher und selbstbewusst aufgetreten wie mit der kleinen Greta damals. Die ich quasi auf weit ausgebreitete Armen vor mir hergetragen hatte.

Ich lächelte die andere Mutter an und nahm die Tüte entgegen. »Tausend Dank«, sagte ich. »Ist es o.k., wenn wir sie zu Hause auspacken?« Sie nickte lächelnd.

Als wir in die Tram einstiegen, ging mein Puls wieder etwas ruhiger. Ich schaute auf Lola im Tuch an meiner Brust, die immer noch schlief, und streichelte zärtlich ihren Rücken.

»Fandest du nicht auch, dass die anderen Eltern uns ganz komisch angeschaut haben?«, fragte ich Ricardo.

»Ich hab nichts bemerkt«, sagte er.

»Ich fand sie abweisend. Sie haben so getan, als wären wir nicht da.«

Er zuckte mit den Schultern. »Ach was. Und wenn. Was kümmert dich das?«

Ricardo tat es ab. Es passte nicht in sein Konzept von der Welt, von seiner Tochter, von uns. Und deswegen interessierte es ihn nicht. Die Gedanken und Gefühle der anderen Leute, sie kümmerten ihn nicht. Manchmal beneidete ich ihn um seine Fähigkeit, sich gefühlsmäßig von seiner Umwelt abzukoppeln.

Ich war dazu nicht in der Lage. War immer ganz durchlässig für die Gefühle der anderen. Sie überschwemmten mich, ohne dass ich mich davon abgrenzen konnte. Ihre Ablehnung, ihre Unsicherheit, ihre Ängste, die ausgesprochenen wie die unausgesprochenen.

Oder war es vielleicht, dass mir die Anerkennung durch andere so viel wichtiger war als ihm? Seit ich mich erinnern kann, war ich immer beliebt, hatte viele Freunde und Bekannte. War immer gut in der Schule, erfolgreich im Studium. Oft stand ich im Mittelpunkt. Dass andere mich schräg anschauten oder mich ignorierten, war ein mir unbekanntes Gefühl.

Blicke wie die auf dem Hof vorhin, hatte ich bisher nicht erlebt. Blicke, die dich treffen, mitten ins Herz, aber doch nicht treffen. Zum ersten Mal musste ich etwas spüren, was andere Menschen jeden Tag erleiden. Menschen, die niemand anschaut, und wenn, dann nur mit Verachtung oder Mitleid. All die Armen, Kranken, Alten, Behinderten, die nicht dazugehören, mit denen niemand etwas zu tun haben will. Und jetzt gehörte auch ich zu dieser Gruppe? Waren das die Blicke, die ich jetzt immer erdulden musste? Ich würde mir eine dicke Elefantenhaut zulegen müssen. Oder mir eine Kapsel bauen, wie Ricardo sie trug.

Als wir zu Hause ankamen, fiel mir die Tüte mit den Geschenken wieder ein. Neugierig packte ich sie aus und war ganz gerührt. Die Eltern hatten viele nützliche Kleinigkeiten liebevoll verpackt. Sogar einen Bibeltext hatten sie auf Deutsch und auf Spanisch auf Pergamentpapier geschrieben.

Daneben lag ein Brief. »Liebe Amelie, lieber Ricardo« begann er. »Wir wissen jetzt gar nicht, wie wir anfangen sollen ...« Tränen schossen mir in die Augen. Lola war gesund und munter, sie war bei uns, sie war Lola, unsere Lola. Was gab es da nachzudenken? Ich habe den Brief nicht zu Ende gelesen.

Keine »runde« Mail

Wie lange saß ich schon vor dem Rechner? Eine halbe Stunde, eine Stunde? Ich schrieb eine Zeile, dann löschte ich sie wieder. Keine Begeisterung sprang aus diesen Zeilen, kein Glück. Alles klang irgendwie gelogen.

Mehr als zwei Wochen waren vergangen, und ich hatte meinen Kollegen vom Max-Planck-Institut, den vielen Bekannten aus dem Tango Verein und all den weit verstreut wohnenden Freunden immer noch nichts von Lolas Geburt erzählt.

Ich öffnete die Mail, die Ricardo vor einer guten Woche an Freunde und Familie geschickt hatte. Voller Bewunderung schrieb er über meine Gefasstheit und Zuversicht in den ersten Tagen. Und darüber, wie viel wir von Lola noch lernen würden.

Er, der geglaubt hatte, dass es unser Leben zerstören würde. In Tränen ausgebrochen war beim Gedanken an all die möglichen Krankheiten, die sie haben könnte. Mit starrem Blick da gesessen hatte und Lola kaum anschauen wolle.

Seit seine Eltern und seine engsten Freunde davon wussten und relativ gelassen reagiert hatten, war auch er immer ruhiger und gefasster geworden. Hielt und herzte Lola, blickte sie lange und liebevoll an, mit demselben warmen Blick, mit dem er auch die kleine Greta damals angeschaut hatte. Und diese Wärme und zärtlich-knospende Liebe schien durch seine E-Mail hindurch. Machte sie warm und rund.

Unzählige herzliche Antworten waren aus aller Welt gekommen, einige Freunde hatten angerufen und gefragt, wann sie uns besuchen könnten. So eine Mail wollte ich auch schreiben.

Aber ich fühlte nicht mehr die gleiche Begeisterung über Lolas Besonderheit wie am Anfang. Ich versuchte, wieder dieses große warme Gefühl zu haben, dieses Vertrauen in ihren Weg, wie in den Tagen in der Klinik und kurz danach. Aber da war so wenig Zuversicht.

»Wir sind so froh, dass Lola bei uns ist«, schrieb ich langsam. Wie klang das? Ich schloss meine Augen und lehnte mich auf dem Sofa zurück. Da tauchten sie wieder auf. Die mitleidsvollen Blicke der anderen Eltern auf dem Hof bei Annette. Wie sollte ich über diesen ›Schicksalsschlag‹ froh sein? Niemand würde mir das abnehmen.

Aber ging es die Leute überhaupt etwas an, wie viele Chromosomen Lola besaß? Ich würde doch auch nicht erwähnen, dass sie schielte, Probleme mit dem Trinken hatte oder einen Finger zu viel besaß. Warum war Down-Syndrom etwas, das ich allen direkt nach der Geburt erzählen musste?

Greta hatte ich auch nicht gesagt, dass ihre kleine Schwester ganz ›besonders‹ ist. Anders als andere Kinder. Dass sie länger brauchen würde für alles. Später sprechen und später laufen würde. Für Greta war Lola ihre kleine süße Schwester. Die an Mamas Brust trank. Weinte, wenn sie Hunger hatte oder eine nasse Windel. Mehr nicht. Greta hatte keine Vorstellung davon, was Babys in welchem Alter können sollten. Wie sie aussahen. Ob sie schräg oder gerade guckten. Lange etwas fixierten oder nur ganz kurz. Sie machte keine Vergleiche, sondern nahm ihre kleine Schwester als die, die sie war. Und im Grunde war sie das auch. Ein Baby wie andere auch. Im Moment zumindest. Und nicht nur für Greta.

Ich drückte die Entf-Taste, bis nichts mehr geschrieben stand. Und fing noch mal an.

»*Lola ist da!!! Nun schon seit mehr als zwei Wochen (18.11., 0:44), klein und zart, so klein, dass sie ihre ersten Tage im Brutkasten verbringen durfte, seit letzter Woche aber in unseren Armen zu Hause gewärmt wird, mehr oder weniger heftig von der großen Schwester Greta, die ihre ›Loli, Loli‹ am liebsten den ganzen Tag ›kuscheln‹ würde. Wer hätte gedacht, dass noch ein Kind so viel mehr Trubel und Spaß ins Haus bringt. Die Zeit verfliegt und die Adventskerzen sind fast schon abgebrannt. Und Lola schläft und trinkt und trinkt und trinkt und ... kräht grad wieder, weil sie schon wieder Hunger hat (kann das sein?). Liebe Grüße von Amelie, Ricardo, Greta und LOLA!!!*«

Ich atmete auf, erleichtert. Das klang fröhlicher. In etwa so, wie ich meinen Freunden von Gretas Geburt geschrieben hatte. Kein Wort zu Lolas Down-Syndrom. Ich hatte genug Beileidsbekundungen, schwere Blicke, warme Worte. Ich wollte den Leuten nur erzählen, dass Lola auf der Welt war und dass es uns gut ging. Alles andere könnte ich ihnen später erzählen, in einem persönlichen Gespräch, wenn sie Lola sahen. Ich hängte noch ein paar schöne Fotos an, von uns und Greta mit Lola. Und drückte auf die Senden-Taste.

In den folgenden Tagen bekam ich zahlreiche begeisterte Mails von meinen alten Kollegen aus dem Institut, von den Leuten vom Tango, von den entfernteren Freunden. Wie süß die kleine Lola sei und herzlichen Glückwunsch. Endlich fühlte ich mich ganz normal und war glücklich. Meine kleine Lola!

Nur als die Leute nach einem ›Kinderbesichtigungstermin‹ fragten, und ob ich mit Lola mal im Institut vorbeischauen wolle, oder ob ich mal wieder zum Tango käme, da wurde mir ein bisschen komisch.

Wochenlang vermied ich alle ›Besichtigungstermine‹ und blieb am liebsten zu Hause. Solange wir daheim in unserer Höhle waren, war alles gut. Zu Hause spürte ich eine tiefe Verbundenheit mit Lola. Da konnte ich meine Mix-Kassette aus dem Krankenhaus auflegen. Und sie spielte und spielte und spielte.

Alles Kopfsache

Geh ich, geh ich nicht, geh ich, geh ich nicht? Jeden Sonntag spielte ich dieses Spiel. Geh ich zum Cafetango oder nicht? Am Ende blieb ich doch zu Hause. Seit Lolas Geburt war ich nicht mehr dort gewesen. Dabei liebte ich diese Tangoveranstaltung mehr als alle anderen in der Stadt. Man traf sich Sonntagnachmittags zum Tanzen in einem alten ausgebauten Bahnhof am Karl-Heine-Kanal. Es gab Kaffee und Kuchen. Viele Leute brachten ihre Kinder mit.

Heute, an diesem winterlichen Sonntag, hatte ich es nicht mehr ausgehalten und war mit beiden Kindern zum Cafetango gegangen. Egal, was die Leute vom Verein sagen oder denken würden. Eigentlich wussten sie ja gar nichts von Lolas Besonderheit, zumindest nicht aus meiner Mail. Und man sah es ihr auch nicht sofort an, dass sie Down-Syndrom hatte. Und im Grunde konnte es mir völlig egal sein.

Als ich die Tür aufschob, den Kaffee roch, die Musik und die schlurfenden Schritte der Tänzer hörte und die lachenden Gesichter sah, hatte ich sofort wieder dieses warme Gefühl, zu Hause zu sein. Wie hatte ich meine ›Tango-Familie‹ so lange vergessen können? Die Tische waren voller Leute, die mit ihren Kuchengabeln und ihrem Kaffeegeschirr klapperten, auf dem Tresen standen halb aufgegessene Kuchen, die Kinder sprangen auf der Tanzfläche herum, einige Paare versuchten, dazwischen zu tanzen. Die Sonne schien durch die von Kinder-Kuchen-Händen verschmierten Fenster.

Ich kam mir fast wie ein Tourist vor, so lange war ich nicht mehr hier gewesen. Von allen Seiten wurde ich herzlich begrüßt. Die Leute fragten mich aus, es war herrlich. Lola schlief eingekuschelt im Tuch an meiner Brust. Greta war schon lange bei den anderen Kindern. Ich saß am Tisch, unterhielt mich mit den Leuten aus meiner ›alten‹ Familie, aß Kuchen und war glücklich.

Irgendwann begann Lola, sich zu räkeln und Geräusche von sich zu geben. Bewegte ihre Ärmchen, wehrte sich gegen die große Nähe. Sie wollte raus. Vorsichtig fingerte ich sie aus dem langen Tuch und nahm sie auf den Arm. Schaute sie an und strich ihr leicht über ihre Wange. Ich wollte den anderen von ihr erzählen, von ihrem weichen Bauch und ihren weichen Armen, dass sie schon lächeln kann und natürlich auch davon, dass sie Down-Syndrom hat. Aber ich hatte keine Lust auf Erklärungen und Nachfragen. Und so sagte ich nichts, sondern erzählte einfach weiter, als wäre Lola gar nicht da. Und die Leute schauten. Aber sie sagten nichts. Merkten sie ihr etwas an? Ich wollte es nicht wissen. Heute nicht und morgen auch nicht.

Und dann stand da Tobias und guckte mich an, mit einem langen, schweren Blick. Viel zu schwer. Schaute auf mich und dann auf Lola, und seine Mundwinkel fielen langsam nach unten. Kein Wort kam aus seinem Mund. Nur sein trauriger Blick, der wieder zu meinen Augen fand und in dem alles geschrieben stand.

Ich schaute zurück und unwillkürlich zogen sich auch meine Mundwinkel nach unten. Ich nickte unmerklich. Ja, so war das. Und ich schaute traurig auf Lola und wieder zu ihm. Noch unmerklicher versuchte ich mit den Schultern zu zucken, drehte mich langsam um und setzte mich. Meine Brust war so verkrampft, dass ich kaum atmen konnte. Tränen schossen mir in die Augen. Warum war ich nur hergekommen? Eine junge Frau, deren Namen ich mal gekannt, aber längst wieder vergessen hatte, kam an unseren Tisch und beugte sich zu Lola. »Darf ich sie mal nehmen?«, fragte sie mich. »Sie ist ja so süß. So winzig.« Ich glaubte ihr kein Wort.

»Entschuldige, aber ich glaube, sie ist noch zu klein. Sie weint ganz oft, wenn sie bei jemand anders auf dem Arm ist. Das will ich dir nicht antun«, antwortete ich. Die Frau guckte enttäuscht, nickte aber verständnisvoll. Sie lächelte Lola an und setzte sich neben mich.

Der Kloß in meinem Hals wurde noch dicker. Lola begann zu quengeln.

»Wir müssen jetzt nach Hause, die Kleine hat Durst«, sagte ich. Ich hatte das seltsame Gefühl, mich der jungen Frau gegenüber erklären zu müssen. Wie eine Entschuldigung, weil ich ihr Almosen abgelehnt hatte.

Nach diesem Nachmittag bin ich lange nicht mehr beim Tango gewesen. Aber Tobias' Blick habe ich nicht vergessen. Überall hin verfolgte er mich. Wann immer mich jemand so anschaute, mit dieser Trauer und Betroffenheit in den Augen, zog es meine Brust wieder zusammen. Ich wurde das Gefühl nicht mehr los.

Ich wünschte mir, Lola so annehmen zu können, wie sie war. Mit ihrer Besonderheit, ihren großen, schräg stehenden Augen, ihrem weichen ausladenden Körper, ihrer Zunge, die sie allen zeigte. Aber es brach mich in Stücke, wenn die Leute uns so anschauten. Mit diesem betroffenen Blick, als wäre gerade jemand gestorben.

Und wenn ich ehrlich war, wünschte ich mir noch so ein kleines süßes Baby, wie Greta es damals gewesen war. Die schon mit wenigen Wochen geguckt hatte, als ob sie alles verstand. Mit diesen großen neugierigen Augen. Wie sie die Leute angestrahlt hatte. »Amelie, du weißt gar nicht, wie hübsch Greta ist, wirklich«, hatten mir die Leute gesagt. Und ich war innerlich aufgeblüht, hatte stolz gelächelt und meine kleine Greta angeschaut. Aber Lola strahlte eben nicht, und sie schaute auch nicht so interessiert. Sie lag einfach da und blickte in den Raum. Die Leute sprachen sie an und machten lustige Babygeräusche. Und sie guckte nur. Irgendwann schauten die Leute wieder weg. Und ich hätte weinen mögen.

Einige Monate später traf ich Tobias zufällig auf der Straße. Wir haben uns unterhalten, über sein Leben. Und ich habe auch ein bisschen erzählt über mein Leben und über Lola. Und über ihr Down-Syndrom. Da schaute mich Tobias fragend an. »Was hat deine Tochter? Down-Syndrom?«

Er hatte gar nicht bemerkt, dass Lola Down-Syndrom hat. Er schien noch nicht mal zu wissen, was das ist. Beim Cafetango hatte er wahrscheinlich nur traurig geschaut, weil er selbst traurig war. Weil seine Tochter lange schon nicht mehr bei ihm lebte. Und er auch gerne ein kleines Baby auf dem Arm gehalten hätte.

Und die freundliche junge Frau, die Lola hatte halten wollen? Vielleicht war es gar kein Akt des Mitleids gewesen? Vielleicht hatte sie Lola wirklich süß gefunden, so zart, fein und zerbrechlich. Und wollte sie einfach wirklich nur halten?

Und die Leute auf der Straße? Vielleicht schauten sie gar nicht betroffen. Vielleicht empfanden sie gar kein Mitleid mit uns. Vielleicht bildete ich mir das alles nur ein. Vielleicht war ich es, die so betroffen guckte, als wäre jemand gestorben. Und die Leute spiegelten mich nur.

Als ich am nächsten Morgen mit dem Kinderwagen durch die Straßen ging, schaute ich mir Lola ganz genau an. Wie sie eingekuschelt im Wagen lag. Und fand, dass sie eigentlich ziemlich süß aussah.

Ich grinste in die erwachende Frühlingsluft, hob meine Schultern und richtete meinen Körper auf. Erst jetzt fiel mir auf, wie eingesunken und schlurfend ich gegangen war. Gerade und direkt schaute ich nun den Passanten ins Gesicht. Strahlte sie an. Mit dem stolzen und glücklichen Lächeln der Mütter, die ich immer in kleinen Gruppen ihre Babys durch den Park schieben sah. Und sagte mir, Lola ist das süßeste, hübscheste Baby der Welt.

Da trat eine ältere Dame zum Kinderwagen, beugte sich zu Lola hinunter und sagte »Na, du süßer Spatz«. Obwohl sie Lola noch gar nicht gesehen hatte. Doch mein glückliches Lächeln, das hatte sie gesehen.

Turnstunde

Lola schlief im Tragetuch, warm eingekuschelt unter meinem dicken Mantel. Nur ihre kleine rosa Mütze schaute oben heraus. Wir waren unterwegs zu ihrer ersten Physiotherapiestunde.

Dass Lola Physiotherapie brauchte, wusste ich schon lange. Wegen ihrer Hypotonie. Nach den Büchern zu urteilen, war es das typischste Merkmal bei Kindern mit Down-Syndrom, die muskuläre Hypotonie. Eine angeborene schwache Grundspannung des Körpers.

Schon am zweiten Tag nach Lolas Geburt war ich über den Begriff gestolpert. Ein junger Arzt auf der Neonatologie hatte gemeint, dass Lola gar nichts so hypoton sei. »Was meinen Sie damit?«, hatte ich ihn gefragt.

»Viele Säuglinge mit Down-Syndrom sind sehr schlapp. Wenn man sie hochnimmt, lassen sie sich hängen wie ein Sandsack. Ihre Tochter empfinde ich hingegen als nicht so schlapp«, antwortete der Arzt und hinterließ mich mit einem fragwürdigen Erfahrungswert und ohne Erklärung. Und mit dem Fünkchen Hoffnung, dass Lola vielleicht doch kein Down-Syndrom hat, weil sie ja gar nicht ›so hypoton‹ sei.

Meine Hebamme zerstörte damals diese Hoffnung schnell. Als sie Lola zum ersten Mal nackt sah, sagte sie: »Ich habe noch nie einen Säugling so entspannt und ausladend daliegen sehen wie Lola. Die meisten Neugeborenen haben ihre Beinchen und Ärmchen angezogen wie kleine Affen. Schau mal, wie Lola daliegt.« Sie lag mit weit von sich gestreckten Armen und Beinen tief eingegraben auf dem Bett. Wie bei der Tiefenentspannungsübung, die ich aus dem Yoga kannte.

»Bis jetzt war ich mir nicht so sicher, was die Diagnose Down-Syndrom angeht«, setzte meine Hebamme hinzu. »Aber jetzt glaube auch ich es.« Und ich spürte einen feinen kleinen Stich in meiner Brust.

In den folgenden Monaten las ich verschiedene Bücher und Artikel und erfuhr darin, dass der Begriff Muskeltonus die Grundaktivität der Muskulatur beim wachen Menschen in motorischer Ruhe bezeichnet. Ist dieser Muskeltonus herabgesetzt, spricht man von muskulärer Hypotonie.

Muskulär hypotone Kinder wirken oft schlaff und schlapp, und fühlen sich beim Tragen schwer an, weil sie sich nicht am Körper der Eltern stabilisieren können. So wie es der junge Arzt im Krankenhaus skizziert hatte. Sie ermüden schnell und zeigen bei motorischen Anforderungen nur wenig Ausdauer. Als Säuglinge wirken sie meist sehr ruhig und schläfrig genauso wie Lola, die fast immer entspannt dalag und jederzeit zu einem Nickerchen bereit war.

Die größte Gefahr besteht darin, dass die Kinder aufgrund ihrer geringen Grundspannung bestimmte Bewegungen vermeiden bzw. sich kompensatorische Bewegungsabläufe angewöhnen, wie breitbasiges Sitzen und Gehen oder sich auf den Hintern plumpsen lassen, anstatt sich kontrolliert hinzusetzen.

Aber das wusste ich alles noch gar nicht, als ich mit Lola im Tragetuch vor der Physiotherapiepraxis stand und die Tür öffnete. Ich wusste nur, dass Kinder mit Down-Syndrom hypoton sind und dass sie Physiotherapie brauchen. Und dass die Kassen Bobath- oder Vojta-Therapien bezahlen.

Das war nämlich die andere Frage gewesen, vor der ich gestanden hatte. Welche Therapierichtung? Und auch hier war meine Information alles andere als vollständig. Ich hatte gehört, dass die Bobath-Therapie ein ganzheitlicher Ansatz ist. Man versuchte, das Kind durch spielerische Anreize zu bestimmten Bewegungen zu motivieren, basierend auf der Idee, dass ein Kind nur dann wirklich lernt, wenn es sich aus eigener Motivation heraus bewegt. Im Mittelpunkt stand das Eigeninteresse des Kindes. Das sei der Motor, der ein Kind und seine Entwicklung antreibt. Es ging vor allem darum, dem Kind die Mittel zu geben, selbst aktiv zu werden. Größtmögliche Autonomie war das Ziel. Das gefiel mir.

Auch zu Vojta hatte ich mich umgehört und erfahren, dass es vor allem bei sehr hypotonen Kindern unerlässlich war. Dieser Therapieansatz bedeutete aber einen sehr viel größeren »Eingriff« für das Kind. Es werde passiv in bestimmte Positionen gebracht, und der Therapeut bzw. die Eltern betätigten bestimmte Reflexpunkte am Körper. Diese Übungen mussten drei- bis viermal am Tag ausgeführt werden, damit sie einen Erfolg zeigten, und wirkten eigentlich wie ein gezieltes Muskelaufbau- und Bewegungsablauftraining.

Die Vojta-Therapie erforderte große Disziplin vonseiten der Eltern und auch eine klare Überzeugung von der Richtigkeit des Ansatzes, da sich die meisten Kinder recht heftig gegen die Übungen wehrten. Und das mussten die Eltern aushalten können. Sicher nur, wenn sie vom Sinn und Zweck des Ganzen überzeugt waren. Viele Eltern waren begeistert von Vojta und schworen darauf. Die Kinder bewegten sich flüssig und geschmeidig, lernten früh krabbeln und laufen, hatten eine viel bessere Haltungskontrolle. Und doch gab es bis jetzt keine wissenschaftliche Studie, die zeigen konnte, dass Vojta langfristig zu besseren Ergebnissen führte als Bobath.

Auch das wusste ich damals noch nicht. Ich wusste nur, dass es Bobath und Vojta gab. Dass Bobath spielerisch vorging und die Kinder bei Vojta immer schrien. Und ich entschied mich für Bobath, zumal der junge Arzt damals in der Neonatologie Lola als gar nicht ›so hypoton‹ bezeichnet hatte und ich daran auch glauben wollte.

Ich öffnete die gläserne Tür zur Physiotherapiepraxis und betrat den Empfangsraum, der ein wenig zu dunkel war. Hinter der Anmeldung saß eine junge Frau, deren Blick für mich sehr unfreundlich wirkte. »Ich habe einen Termin für eine Bobath-Therapie mit meiner Tochter Lola«, sagte ich.

»Da hätte ich gerne das Rezept«, sagte sie kurz angebunden. Am liebsten hätte ich sie gefragt, ob ich einen kostenlosen Probetermin haben könnte. Von mir aus gegen Zahlung. Um erst einmal zu sehen, ob es mir gefällt. Aber ich sagte nichts und reichte das Rezept über die Theke.

Niemand hatte mir eine Empfehlung für eine kompetente Bobath-Therapeutin in Leipzig geben können. Am Ende hatte ich einfach beim Sozialpädiatrischen Zentrum angerufen und nach einer Physiotherapiepraxis in meiner Nähe gefragt, mit der sie zusammenarbeiten würden. Sie hatten mir diese Praxis genannt. Hatte ich mich zu schnell und unüberlegt entschieden? Aber wie hätte ich eine bessere Empfehlung für eine Physiotherapie bekommen sollen?

Erst einmal abwarten, beruhigte ich mich. Vielleicht war die

Therapeutin ja ganz nett. Ich setzte mich auf einen der metallenen Stühle und wartete. Als die große Uhr über dem Empfang halb elf zeigte, die Uhrzeit, zu der der Termin vereinbart war, stand die Frau hinter der Anmeldung auf und ging mit kurzen schnellen Schritten zu einer Nebentür. »Wir gehen ins Spiegelzimmer. Die Schuhe müssten Sie bitte ausziehen.«

Sie führte uns in einen kleinen verspiegelten Raum mit einer Therapieliege.

»Ziehen Sie die kleine Maus mal aus. Bis auf den Body«, sagte sie und verließ den Raum. Lola schlief immer noch im Tragetuch. Ich wollte sie nicht aufwecken. Aber wir hatten nur eine halbe Stunde Zeit für die Therapie. Wenn ich wartete, bis Lola von selber aufwachte, wäre die halbe Stunde vorbei.

Wie ferngesteuert nahm ich Lola aus dem Tragetuch und legte sie auf die Liege. Sie blinzelte, gähnte und streckte ihre Ärmchen. Ich beugte mich über sie. Strich ihr leise über das Gesicht. »Lola, schau mal wo wir sind.« Sie guckte mich mit großen, noch schlaftrunkenen Augen an. Da kam die Therapeutin auch schon wieder. Der Takt ihrer Bewegungen lag deutlich über meinem. Und weit über dem von Lola.

»Da wollen wir mal schauen, was die kleine Maus schon alles kann«, sagte sie und zog Lola an den Beinen ein Stück zu sich heran. So hatte noch niemand Lola angefasst. Sie war doch kein Stück Schinken, sondern ein lebendiges Kind. Konnte sie ihr nicht fünf Minuten Zeit geben, sich zu orientieren und auf sie einzustellen? Sie ansprechen und ihr sagen, was sie mit ihr machen wollte? Lola war so verdattert, dass sie zunächst keinen Laut von sich gab. Die Therapeutin holte eine große Plastikkugel mit Löchern hervor und wackelte energisch damit vor Lolas

Gesicht herum. »Schau mal, Lola, willst du die haben?« Sie bewegte die Kugel so schnell und wild, dass ich mir nicht vorstellen konnte, dass Lola erkannte, was sie in der Hand hielt. Lola lag weiter da und guckte, ohne erkennbare Reaktion.

Die Hand der Therapeutin wanderte mit der scheppernden Kugel an Lolas Gesicht vorbei auf die Liege, direkt neben ihr Gesicht. »Schau Lola, da liegt die Kugel. Willst du die haben?« Und noch bevor Lola Zeit gehabt hätte, sich danach umzudrehen, hatte sie ihr linkes Bein genommen, gebeugt und Lola aus der Hüfte heraus in die Seitenlage gedreht.

Das war zu viel. Lola zog ihr Schippchen. Die kleine Unterlippe schob sich vor, ihr Gesicht verzog sich, und ein paar Sekunden später begann sie, laut zu weinen. Ich wollte sie nehmen und beruhigen. »Keine Sorge«, meinte die Therapeutin. »Das tut nicht weh. Alle Kinder beschweren sich am Anfang. Es ist halt anstrengend. Aber ein bisschen Sport muss sein.« Und sie ließ Lola wieder auf den Rücken gleiten, brachte ihr anderes Knie in die Beugung und drehte sie auf die linke Seite. Während sie mit der anderen Hand die klappernde Kugel führte. Lola schluchzte und interessierte sich weder für die Kugel noch für sonst irgendetwas.

Nach zwei weiteren Drehungen nahm die Therapeutin Lola hoch und gab sie mir in den Arm. »So, jetzt loben Sie sie erst einmal.« Ich kuschelte Lola an mich, strich ihr über den Kopf und versuchte, sie zu beruhigen. Alles in mir raste. Lola war doch kein Hund, den man dressieren musste. Warum konnte sie sie nicht einfach erst einmal alleine spielen lassen, um zu schauen, was sie schon alles konnte? Sie hatte doch noch gar nichts von ihr gesehen? Was sollten diese Drehübungen? Erst recht, wenn Lola nicht wollte und weinte. Lola würde sich schon drehen lernen, wenn es an der Zeit wäre. In ihrem Tempo.

Seit Gretas Geburt war ich eine Anhängerin von Emmi Pikler, einer ungarischen Ärztin und Pädagogin, die die Ansicht vertritt, dass man nicht von außen in die autonome Bewegungsentwicklung eines Säuglings und Kleinkindes eingreifen dürfe. Die Kinder lernen ganz von alleine, sich zu drehen, zu krabbeln, zu klettern und zu laufen, wenn man ihnen genügend Raum und Möglichkeiten zur Verfügung stellte. Die Lust an der Bewegung und die Neugier seien angeboren. Diese Lust zu erhalten und zu fördern, sei das Wichtigste. Der Rest eine Frage der Zeit. Jedes Kind entwickle sich in seinem eigenen Tempo, was man unbedingt respektieren müsse.

Als Greta klein war, hatte ich mich gegen jeden Eingriff in ihre eigenständige Bewegungsentwicklung aufs Heftigste gewehrt. Wie eine Löwenmutter hatte ich alle vertrieben, die sie hinsetzen, ständig auf dem Arm halten oder bei ihren ersten Laufversuchen an den Händen führen wollten. Emmi Pikler sagt, man solle das Kind nicht in Positionen bringen, die es von sich aus nicht einnehmen konnte. Weil es dann auf die Hilfe des Erwachsenen angewiesen sei und sich mehr als nötig vom Erwachsenen abhängig mache, anstatt größere Autonomie zu erlangen. Das einzige, was angesagt war, war, Greta in Ruhe zu lassen, am besten auf einer Decke am Boden liegend mit ein paar Spielzeugen, die sie interessierten. Und sie entwickelte sich prächtig. In kürzester Zeit lernte sie, sich alleine hinzusetzen und zu krabbeln. Sie stellte sich hin und lief alleine, noch bevor sie ein Jahr alt war. Schön, geschmeidig, ohne sich jemals ernsthaft weh zu tun. Und ich war mehr denn je überzeugt von Emmi Piklers Ideen.

Dann kam Lola zur Welt. Schon im Krankenhaus, bei der Frühförderung, in den Büchern und Zeitschriften, die mir unterkamen, las ich es überall. Lola braucht Physiotherapie. Je früher desto besser. Aber warum? Emmi Pikler sagt doch, dass sich die Kinder am besten nach ihren eigenen inneren Gesetzmäßigkeiten entwickeln. Dass man nicht korrigierend und unterstützend von außen eingreifen soll. Trefen Emmi Piklers Erfahrungen auf Kinder mit Down-Syndrom etwa nicht zu?

»Warum machen Sie diese Übung mit Lola?«, fragte ich die junge Frau. Ich war innerlich aufgewühlt und fühlte mich und Lola irgendwie respektlos behandelt. Doch ich versuchte, ruhig und sachlich zu bleiben. Ich war nun einmal hier, ich hatte mich darauf eingelassen. Dann konnte die Therapeutin mich wenigstens über den Sinn und Zweck der Physiotherapie aufklären.

»Ich zeige Lola, wie sie die Drehung zur Seite richtig ausführen soll. Damit sie sich nicht irgendwelche falschen Bewegungen angewöhnt«, antwortete sie, »Lola versucht, sich über die Überstreckung umzudrehen. Sie spannt ihre Rückenmuskulatur an, beugt den Kopf weit nach hinten und zur Seite und zieht dadurch den Oberkörper mit rum. Das ist aber geschummelt. Sie sollte sich über die Beugung umdrehen. Indem sie den Rücken rund macht, die Bauchmuskeln anspannt, die Beine hochzieht, anwinkelt und sich dann mit der Kraft aus dem Bauch zur Seite dreht.«

»Und warum soll sie das so machen? Wenn es doch anders auch klappt? Hauptsache ist doch, sie dreht sich um.« Ich kam mir vor wie ein trotziges kleines Mädchen.

Die Therapeutin schien irritiert. »Weil diese Drehung über die Überstreckung nicht optimal ist. Lola sollte sich mit der Kraft der Bauchmuskeln umdrehen, nicht aus dem Rücken. Die Bauchmuskeln sind wichtig zum Krabbeln und zum Laufen, die muss sie trainieren. Und außerdem, wenn sie sich einmal eine falsche Bewegung angewöhnt hat, ist es schwer, sie ihr wieder abzugewöhnen.«

Es leuchtete mir ein, dass Lola ihre Bauchmuskeln trainieren sollte. Aber die Einstellung ihr gegenüber fand ich schwierig. Es ging nicht darum, sie in ihren eigenen Ideen und ihrer vorhandenen Kompetenz zu stärken, sondern ihr von außen zu zeigen, wie es ›richtig‹ ging. Bei Emmi Pikler gibt es viele Wege zum Ziel und man unterstützt das Kind in seinem eigenen Weg. Hier jedoch legte man von vornherein eine Marschroute fest, die das Kind einzuhalten hat. Den ›optimalen‹ Bewegungsablauf. Jede Abweichung davon war als Defizit zu sehen und sollte durch physiotherapeutische Intervention korrigiert werden.

»Was würde passieren, wenn ich Lola jetzt nicht so helfe?«, fragte ich und kam mir fast pedantisch vor.

Die Therapeutin schien solche Fragen befremdlich zu finden. »Lola würde sich möglicherweise Bewegungen angewöhnen, die nicht so effizient sind. Und sich sehr viel langsamer entwickeln. Weil sie länger braucht, um die richtige Bewegung herauszufinden.«

Dann forderte sie mich auf, Lola wieder hinzulegen, um weiter ›Sport zu machen‹. Alles in mir sträubte sich dagegen. Doch ich legte Lola wieder auf die Liege, wie befohlen, und schaute zu. Wie die Therapeutin Lolas Knie beugte, sie auf die Seite drehte. Dann das andere Bein. Und Lola weinte und weinte und weinte. Warum sagte ich nichts? Warum wehrte ich mich nicht? Was lähmte mich? Ich weiß es nicht. Ich hatte mich abgetrennt von meinem mütterlichen Beschützerinstinkt.

Am Ende zeigte mir die Therapeutin, dass ich Lola immer zur Seite drehen sollte, bevor ich sie hochnahm. So konnte ich die Anbahnung der richtigen Drehung in die alltäglichen Handgriffe mit einbauen. Ich brauchte nicht extra mit ihr zu üben. Sie habe das nur gemacht, um Lola an die Bewegung zu gewöhnen. Wenn ich sie jedes Mal so hochnähme, hätte sie schon Übung genug. Ich solle es auch allen anderen Angehörigen zeigen. Dann verabschiedete sie sich, denn ihre Uhr zeigte elf und unsere Therapiestunde war vorüber.

Ich packte Lola langsam wieder in ihre Kleidungsstücke, den Anzug und das Tragetuch. Diese letzte Anleitung war die erste, die mir einleuchtete. Irgendwie musste ich Lola hochheben. Warum nicht so, dass ich dabei das ›richtige‹ Bewegungsmuster anbahnte? Damit konnte ich mich anfreunden.

Doch wie widerstrebte mir die Tatsache, dass ich Lola in eine Bewegung zwingen sollte, die sie von sich aus nicht ausführen würde. Lolas Weinen. Mein Gefühl der Ohnmacht dabei. Alles stand in so starkem Gegensatz zu dem, woran ich bis jetzt geglaubt hatte. An die autonome Bewegungsentwicklung und den Respekt vor meinem Kind. War alles so gänzlich anders bei einem ›behinderten‹ Kind?

Am liebsten wäre ich davongelaufen und hätte diese Therapie nie wieder gemacht. Aber als ich mit Lola im Tragetuch an der Rezeption stand und die junge Frau mir das Rezept zur Unterschrift reichte, unterschrieb ich, ohne etwas zu sagen. Als sie mich nach dem nächsten Termin fragte, nannte ich brav die Zeiten, die nächste Woche passten.

Draußen auf der Straße schüttelte ich mich. Mir war, als käme ich aus einer dunklen Höhle wieder ans Licht. In der darauffolgenden Woche bin ich schweren Herzens wieder zu dem Termin gegangen. Und in der Woche darauf auch. Mehr als ein Jahr lang! Jedes Mal habe ich mich unwohl gefühlt und gezweifelt. Aber ich habe mich nicht getraut, der Therapeutin zu sagen, dass ich mit ihr nicht zurechtkomme.

Erst ein Jahr später habe ich es geschafft, mir eine andere Therapeutin zu suchen und erfahren dürfen, dass eine Bobath-Therapie auch ganz anders aussehen kann.

Superstar Pineda

Was würde einmal aus Lola werden? Wie hatte ich sie mir mit 20 oder 30 Jahren vorzustellen? Fieberhaft suchte ich im Internet nach Bildern und Lebensgeschichten erwachsener Menschen mit Down-Syndrom. Um überhaupt eine Vorstellung zu haben. Zufällig stieß ich auf den Spanier Pablo Pineda. Jahrgang 1973, etwas älter als ich. Er hatte Abitur und war sogar zur Universität gegangen. In Spanien war er ein Star.

Ich fiel aus allen Wolken. Es war möglich. Pineda hatte trotz Down-Syndrom eine ähnliche Karriere wie ich selbst.

Aber hieß das jetzt, dass ich von Lola auch einen höheren Schulabschluss erwarten konnte? Vielleicht sogar Abitur? Vielleicht sogar den Besuch einer Universität? Könnte sie ein Leben wie ich selbst führen? Etwas, das ich bisher nicht vermutet hatte.

Ich las eine Menge Interviews mit Pineda in spanischen Zeitschriften und Internetseiten. Und fand eine Antwort von ihm selbst auf diese Frage. »Eltern von Kindern mit Down-Syndrom könnten nun denken, dass auch ihre Kinder ein Studium beenden können. Aber das klappt nicht immer. Die Menschen sind verschieden. Man muss kein Pablo Pineda sein und an die Uni gehen. Man muss aber auch nicht denken, dass aus dem eigenen Kind nichts wird. Das Ziel ist ein Mittelweg. Die Kinder zur Selbstständigkeit zu erziehen. Damit sie glücklich werden.«[1]

Zu wissen, dass eine solche Karriere unter den Bedingungen von Down-Syndrom überhaupt denkbar ist, gab mir Kraft und Mut. Nicht nur mir, sondern einer ganzen Generation von jungen Menschen mit Down-Syndrom, für die Pablo Pineda ein großes Idol ist.

In Spanien war Pablo Pineda zu einem »Leader«, einem Vorkämpfer, geworden. Auch, weil er der Sprache mächtig war, dem Instrument, das in unserer Gesellschaft über Teilhabe oder Nichtteilhabe entscheidet. Seine beeindruckenden Fähigkeiten wurden in Spanien von einer machtvollen Behindertenorganisation genutzt, um Druck zu machen und für Menschen mit Down-Syndrom mehr Teilhabe am öffentlichen Leben, mehr Ausbildungsmöglichkeiten und bessere Chancen auf dem Arbeitsmarkt einzufordern.

Pinedas Fähigkeiten und Engagement haben entscheidend dazu beigetragen, dass sich das Bild von Menschen mit Down-Syndrom in Spanien in den letzten Jahren gewandelt hat. Als eine junge spanische Mutter ihre Tochter mit Down-Syndrom in einem Antrag als ›behindert‹ bezeichnete, entgegnete eine Angestellte der Verwaltung, dass Trisomie 21 doch keine ›Behinderung‹ sei.

Doch wie war das möglich? Wieso hatte Pablo Pineda derart außerordentliche sprachliche und kognitive Fähigkeiten? Er hatte eine freie Trisomie 21, die bei fast allen Kindern mit starken Lern- und Sprachproblemen einhergeht, so weit, dass manche kaum sprechen können. In Deutschland werden Kinder mit Down-Syndrom fast immer auf eine Förderschule geschickt, mit dem Hinweis auf ihre ›geistige Behinderung‹. Pinedas Karriere zeigt, dass das nicht zwangsläufig der Fall sein muss. Was aber hatte Pineda anders gemacht? Oder seine Eltern?

Es scheint ganz einfach: Seine Eltern und seine Familie hatten von Anfang an an seine Fähigkeiten geglaubt, egal, was ihnen die Ärzte und Erzieher damals erzählten. Trotz seiner vermeintlichen Behinderung behandelten sie ihn nicht anders als seine beiden älteren Brüder und erzogen ihn schon sehr früh zur Selbstständigkeit.

In einem Interview erinnert sich Pineda, dass er seinen Vater bei Regenwetter darum bat, ihn mit dem Auto zur Schule zu fahren. Der Vater antwortete: »Zieh dir deinen Regenmantel an und geh zum Bus!«[2]

Pinedas Eltern waren starke Persönlichkeiten und gaben nicht nach. Sie versuchten nicht, ihren Sohn vor allen Gefahren und Herausforderungen des Lebens zu beschützen, sondern sie trauten ihm etwas zu und verlangten auch viel von ihm. Pineda war der Meinung, dass darin ein wichtiger Schlüssel für seine Entwicklung zu sehen sei. »Man muss den Kindern die Freiheit lassen und darf sie nicht überbehüten. Denn auch aus schlechten Erfahrungen lernt man, von den Schlägen, vom Leid. Nur so kommt man weiter.«[3]

Früh erkannten seine Eltern aber auch sein Talent und gingen auf seine Neugier und seine Interessen ein. Sie nahmen ihn zu allen familiären Aktivitäten mit, gingen mit ihm ins Museum und ins Konzert, lasen viele Bücher mit ihm. Schon vor dem Schuleintritt lernte er lesen.

Ein besonderer Glücksfall für Pineda war sein Lehrer Miguel Lopez Melero, der ihn seit seinem achten Lebensjahr förderte und unterstützte. Melero war Professor für Erziehungswissenschaft an der Universität in Málaga und forschte schon seit

Jahren zum Lernverhalten bei Menschen mit Down-Syndrom. Er ist davon überzeugt, dass Intelligenz nicht unwiderruflich durch die Genetik festgelegt ist, sondern durch die Erziehung wesentlich beeinflusst werden kann. 1990 hatte er das »Projekt Roma« (Proyecto Roma) ins Leben gerufen, um Kinder mit Down-Syndrom in ihrer Entwicklung zu begleiten und zu fördern.

Melero erkannte, dass die Förderung eines Kindes nur dann erfolgreich ist, wenn die Familie dahinter steht. Es bringt nichts, die Kinder isoliert zu fördern, ihnen lesen und schreiben beizubringen. Wirklich fruchten kann eine sinnvolle Förderung nur dann, wenn Eltern und Schule diese Fähigkeiten und Lernprozesse unterstützten. Und zwar von Anfang an.

Entscheidend sind zunächst der Rückhalt und die liebevolle Annahme durch die Familie, so Melero. »Das Wichtigste ist, dass die Eltern erkennen, dass es von ihnen abhängt, was ihr Kind erreichen kann. Denn es ist nicht dasselbe, ein Baby unter Tränen zu stillen, im Wissen darum, dass seine Entwicklung von dir abhängt, von deinem Lachen, deinem Stolz. Ich bringe den Eltern bei, dass es genau das ist, was ihrem Baby Kompetenz vermittelt.«[4]

Vertrauen und die Liebe der Eltern, das ist der Boden, auf dem alles Weitere gedeihen kann. Und davon hatte Pineda genug. Seine Eltern glaubten an ihn und förderten ihn, von Anfang an.

Eine wichtige Rolle bei Pinedas intellektueller Entwicklung spielte aber sicher auch Meleros Lernmethode. Er arbeitet sehr viel mit visuellen Lernhilfen. Weil es Kindern mit Down-Syndrom oft schwerfällt, Dinge nur durch Zuhören zu lernen, benutzt er Bilder und detaillierte Fotoserien, um neue Begriffe, alltägliche Abläufe, aber auch abstraktere Konzepte wie z. B. die Jahreszeiten zu vermitteln. Er visualisiert abstrakte Konzepte in kleinen, anschaulichen Einheiten, die Kinder problemlos verarbeiten konnten. So erwerben sie schrittweise eine Vorstellung von zeitlichen Abfolgen und logischen Zusammenhängen, vom konkreten Beispiel zum abstrakten Wissen.[5]

Diese Lernmethode, komplexe Zusammenhänge in kleine, leichter zu verarbeitende Lernschritte herunterzubrechen, lernte ich später auch beim Frühförderprogramm ›Kleine Schritte‹ kennen.[6]

Pinedas Beispiel zeigt, dass man auf dieselbe Weise auch viel abstrakteres Wissen vermitteln kann. Die Grundidee aber ist identisch. Man muss daran glauben, dass das Kind lernen kann. Und Geduld haben.

Doch Pinedas Erfolg war nicht nur möglich, weil sein Lehrer und seine Eltern ihm das Leben nur in kleinen, leicht überschaubaren Einheiten präsentierten. Im Gegenteil. Sie warfen ihn auch immer wieder ins kalte Wasser und ließen ihn allein. Damit er lernte, sich im ›echten Leben‹ zurechtzufinden. Pineda erinnert sich.»Als ich jünger war, machte Melero gemeine Dinge mit mir. Zum Beispiel sagte er mir, dass er mich abholen würde, kam dann aber nicht, um zu sehen, was ich machte. Wie schlau. Und ich verfluchte ihn und starb fast vor Hunger. Aber irgendwie musste ich mich zurechtfinden. Und nahm schließlich einen Bus. Es war ein riesiges Abenteuer. Das Beste war, dass meine Familie mich dabei beobachtete. Meine Eltern, mein Bruder und mein Onkel lösten sich gegenseitig ab. Sie versteckten sich hinter einer Zeitung, wie Detektive.«[7]

Es ist also genauso wichtig, das Kind in komplexe Lernsituationen zu bringen und ihm etwas zuzutrauen. Denn nur so kann es lernen, selbstständig zu werden und sich alleine zurechtzufinden. Melero meint dazu: »In der zweiten Phase hängt alles davon ab, was noch gemacht wird, von uns, von der Familie, von der Schule. Falls das Kind sonst keine Probleme hat, muss seine Intelligenz angeregt werden. Das Gehirn ist wie ein Muskel. Es kann trainiert werden.«[8]

Dass Pablo Pineda auf die höhere Schule gehen konnte, war vor allem dem großen Engagement seiner Eltern und seines Lehrers Melero zu verdanken. Die Grundschule hatte er ohne große Probleme besuchen können. Aber als es um seine Aufnahme am Gymnasium ging, musste das Lehrerkollegium eigens darüber abstimmen, da es damals in Spanien noch keine integrative Beschulung gab. Doch das Kollegium stimmte zu und nicht zuletzt auch mit der Unterstützung von María José Parages, der Ehefrau von Melero, schaffte es Pineda schließlich bis zum Abitur. Sie kämpfte für ihn, als manche Lehrer ihn nicht unterrichten wollten. Sie erreichte, dass er die zehnte und die zwölfte Klasse wiederholen durfte.[9]

Nach dem Schulabschluss studierte Pineda an der Universität Sonderpädagogik und machte 2003 seinen Abschluss – als erster europäischer Hochschulabsolvent mit Down-Syndrom. Spätestens jetzt kannte man ihn in ganz Europa. Er fand zunächst eine Beschäftigung in einer Beratungsstelle in Málaga und unterstützte behinderte Menschen bei der Suche nach einem Ausbildungs- und Arbeitsplatz. Aber er qualifizierte sich noch weiter, durch ein Studium der Psychopädagogik.

Denn sein Traum war es, Lehrer zu werden. »Natürlich möchte ich unterrichten. Deswegen habe ich Lehramt studiert und mir fehlen nur noch vier Scheine, um auch Psychopädagogik abzuschließen. Aber ich weiß, wenn ich einmal als Lehrer arbeite, dann wird das der Hammer für die Gesellschaft. Die Familien haben immer noch Angst vor Menschen mit Down-Syndrom, davor, dass sie Lehrer oder die Freunde ihrer Söhne oder Töchter werden.«[10]

Schritt für Schritt hatte er gelernt, sich komplexes Wissen anzueignen. Er gab niemals auf, kämpfte immer weiter. Doch er weiß um die herrschenden Vorurteile, mit denen er täglich zu kämpfen hat. Und die Bevormundung, behandelt zu werden wie ein Kind, setzte ihm besonders zu.

Die Problematik für Menschen mit Down-Syndrom, eine passende Partnerin zu finden, möchte ich an dieser Stelle nicht unerwähnt lassen. In dem Film ›Me too – Wer will schon normal sein?‹, spielt Pineda die Hauptrolle: Daniel, ein junger Mann mit Down-Syndrom, der als Sozialarbeiter beschäftigt ist, verliebt sich in seine Arbeitskollegin Laura. Sie fühlt sich zu ihm hingezogen, nicht zuletzt wegen seiner empathischen Art und versteht gar nicht, warum er ›normal‹ sein möchte. Aber zusammen kommen die beiden dann doch nicht, nicht zuletzt aufgrund seines Extra-Chromosoms. Für seine Rolle hat Pineda bei den Filmfestspielen in San Sebastián den Preis für den besten Hauptdarsteller gewonnen und damit auch als Schauspieler Berühmtheit erlangt.

Pablo Pineda ist eine bewundernswerte Persönlichkeit. Selbst wenn ich mir seinen Weg für Lola nicht vorstellen kann. Die Tatsache, dass es ihn gibt, schenkt mir Kraft und Mut.

Que guapa está

Passagiere schoben sich durch den Gang. Stimmengewirr. Immer wieder ein Ellbogen oder ein Hinterteil, das sich gegen mich presste. »Entschuldigung«, und weiter schob sich die Schlange. Greta turnte auf ihrem Sitz herum und starrte die Frau hinter uns an. Ricardo versuchte, sie zum Hinsetzen zu bewegen. »Lass sie doch«, murmelte ich, »sie wird noch lange genug sitzen müssen.«

Ich versuchte, meine Tasche unter den Vordersitz zu quetschen. Unmöglich. Sie quoll über von Wechselwäsche, Windeln, Gretas Lieblingsbüchern, ihrem Malzeug, ihrer Trinkflasche. Meine Kamera hatte gerade noch Platz gefunden. Und meine Füße, wo sollten die jetzt noch hin? Ich schwitzte und drehte die Belüftung auf. Wenigstens schlief Lola im Tuch vor meiner Brust. Ich atmete lautstark aus und lehnte mich zurück. Hier kriegte mich keiner mehr weg.

Nach Spanien mit zwei Kindern. Bei 35 Grad im Schatten. Auch ohne Kinder schon eine Odyssee. Straßenbahn zum Hauptbahnhof, Zug nach Berlin, Bus zum Flughafen, erste Maschine nach Madrid, ein paar Stunden Warten, zweite Maschine nach Asturias, Autofahrt. Endlich Gijón.

»Entschuldigen Sie bitte, aber das Baby müssten Sie festschnallen.« Ein freundlich lächelnder Herr in Orange hielt mir einen Kindersicherheitsgurt entgegen.

»Sie kann noch gar nicht sitzen«, antworte ich. »Im Tuch ist sie viel sicherer.«

»Es tut mir leid. Aber Sie müssen Ihre Tochter festschnallen. Alles andere ist zu gefährlich.« Sein Lächeln war ihm auf den Lippen gefroren.

Lola ruhig auf dem Schoß zu halten war eine echte Kunst. Sie überstreckte sich, machte unkontrollierte Bewegungen, versuchte, sich umzudrehen. Eigentlich legte ich sie fast immer auf den Boden, wo sie allen Platz der Welt hatte. Sie hier in diesem engen Flugzeug auf dem Schoß zu halten, erschien mir undenkbar.

»Sie wackelt total herum, wenn ich sie auf dem Schoß halte«, sagte ich.

»Es tut mir leid. Aber das sind die Vorschriften. Wenn das Flugzeug eine ruckartige Bewegung macht und Sie nach vorne gepresst werden, können Sie Ihr Kind erdrücken. Bitte schnallen Sie Ihr Kind jetzt an.« Er schaute nicht mehr freundlich, gab mir den Anschnallgurt und ging weiter.

Ich fühlte mich wie ein kleines, zurechtgewiesenes Schulmädchen. Widerwillig schälte ich Lola aus dem Tuch. Wenigstens wachte sie nicht auf.

»Mama, will Lola Brust trinken?«, quäkte Greta. Und patschte Lola auf den Kopf. Diese riss die Augen auf und begann zu brüllen. Und wir waren noch nicht einmal losgeflogen. Hätte ich Lola doch einfach im Tuch gelassen. Ob sie mich aus dem Flieger geworfen hätten?

Ich hatte keine Lust mehr. Auf diese Fliegerei, auf Spanien, auf die ganze Familie. Lola da vorstellen. Bei der spanischen Großfamilie. Was würden sie sagen? Sie auch so komisch angucken, wie alle hier sie immer anguckten? Kurz vor Lolas Geburt meinte die spanische Oma, die Abuela, dass sie hoffentlich auch so süß und hübsch aussähe wie Greta. Schöner Wunsch. War dann wohl nix. Kein Kind zum Aufführen und Ausführen wie ein Püppchen.

Wie würden sie Lola willkommen heißen, gleich, nachher, wenn unsere Odyssee ein Ende hatte? Oder wäre das erst der Anfang? Am liebsten wäre ich wieder ausgestiegen. Und nach Hause gefahren, nach Leipzig, um mich mit Lola zu verkriechen. Vor den Blicken. Und dem künstlichen Lächeln, hinter dem sich der Schreck verbarg. Und dem Stechen in meinem Herzen.

Gefühlte Stunden später schob sich die Maschine über das Rollfeld. Endlich Bewegung. Wenigstens das. Und wir hoben ab. Lola guckte groß. Greta brüllte. Sie hatte panische Flugangst. Mein Herz raste. Der Schweiß rann an mir herab. Mein Mund war vertrocknet. Ich erzählte Greta von den Wolken und der Sonne, vom Meer in Asturias und von der spanischen Oma. Vom Onkel Nacho und ihrer Puppe Pipo. Bis der Flieger über den Wolken war und ruhiger flog und Gretas Schreien leiser wurde und irgendwann verebbte. Und wir flogen. Irgendwann schlief Greta vor Erschöpfung ein, genauso wie Lola und Ricardo. Und ich auch, am Ende, wahrscheinlich.

Einen Zwischenstopp in Madrid und sieben Stunden später erloschen die Anschnallzeichen. Aeropuerto de Asturias. Die Passagiere sprangen auf. Ich versuchte, allen Kleinkram wieder in meine Tasche zu quetschen. Gleichzeitig Lola in das Tuch zu wickeln. Während um uns herum Taschen aus der Gepäckablage quollen und das Gedränge und Geschiebe wieder losging.

Die Schlange schob uns nach vorne, Richtung Ausgang. Vorbei an zwei freundlichen jungen Damen in Orange, die uns ein Körbchen mit Bonbons entgegenhielten. Eine von ihnen hatte mich vorhin mit Orangensaft gerettet. Sie zeigte ihre strahlend weißen Zähne und lächelte Lola an, die schräg aus dem Tuch herausschaute. Und Lola antwortete mit einem breiten Grinsen.

»Que guapa está«, sagt die Stewardess und strahlte. Auch die andere lachte und winkte Lola zu. »Wie hübsch sie ist.« Und Lola strahlte. Hatten sie wirklich Lola gemeint? Ich schaute mich nach Greta um. Aber die war mit Ricardo schon vorausgegangen. Da lächelte auch ich. Sie hatten wirklich Lola gemeint.

Schon von Weitem erkannte ich den Abuelo, den spanischen Großvater. Wie immer stand er direkt hinter der Absperrung und wartete. Regelmäßig von der sich öffnenden und schließenden Türe verborgen. Mit seinem blauen Pullunder, die Arme hinter dem Rücken verschränkt, leicht gebeugt, aber dynamisch.

Als alle Koffer auf dem Wagen verstaut waren und die Tür uns freigab, erschien auch die spanische Abuela im Bild. Mit frisch frisierten Haaren, einem eleganten Blazer und wehendem Tuch. Immer perfekt gekleidet. Mit der Haltung und Eleganz, die den spanischen Frauen so eigen ist.

Selbst Greta bewegte sich, kaum berührte sie die spanische Erde, viel bewusster und aufrechter. Schüchtern versteckte sie sich hinter mir, als die Abuela mit weit ausgebreiteten Armen auf uns zukam. Lola lag im Tuch vor mir. Nur ihre Elvislocke schaute oben heraus und ihr stupsiges Näschen. Am liebsten hätte ich sie im Tuch gelassen, geschützt vor all den Blicken. Hing ihre Zunge wieder so heraus? Doch ihr kleiner Mund war hinter dem Tuch gut verborgen.

»Greta, wie groß du bist«, rief die Abuela. »Zeig dich mal.«
Aber Greta blieb verborgen. Fast immer verließ sie in diesen
ersten Momenten der Mut.

»Und Lola, meine Kleine?« Neugierig schaute die Abuela in
das Tuch. Lola zog ihren Mund in die Breite und strahlte. Aus
ihren Augen spritzte es fast, so strahlte sie. Die Abuela klatschte
in die Hände. Im Januar hatte sie Lola zum ersten und bisher
einzigen Mal gesehen. Aus dem kleinen unbeweglichen Würm-
chen war ein rundes und fröhliches Baby geworden. »Lola, wie
du lachst! Du Süße! Amelie, kann ich sie mal nehmen?«

Zögernd schälte ich Lola aus dem Tuch. Wie schlaff sie sich
doch oft hängen ließ. Und sich dann plötzlich überstreckte. Gar
nicht so leicht und anschmiegsam wie Greta, die sich in diesem
Alter wie ein Kätzchen selbst gehalten hatte. Eher wie ein wild
strampelnder Hund.

Doch die Abuela hielt Lola ganz sicher auf dem Arm. Zärtlich. Mit großmütterlichem Stolz. So liebevoll hatte bisher fast
keiner Lola auf dem Arm gehalten. Unsicher schaute ich zu den
anderen Passagieren und Passanten. Niemand beachtete uns.
Wie schön und erholsam, wieder hier zu sein. Jetzt, wo die Reise überstanden war.

Ich konnte die Calle Emilio Tuya nicht entlanggehen, ohne
bei der Ibense anzuhalten und mir mindestens zwei große Kugeln cremigstes Schokoladen- und Karamelleis zu holen. Eine
wahre Wonne. Wie erholsam der Aufenthalt bei Ricardos Familie doch war. Seine Mutter war eine Mutter und Oma, wie sie
im Buche stand.

Fürsorglich und liebevoll kümmerte sie sich um die Kinder.

Kochte und wusch, deckte den Tisch und räumte ab. Immer ruhig und ausgeglichen, aufmerksam und zugewandt. Niemals erschöpft, verärgert oder ungeduldig. Ein Engel auf Erden, mit einer unerschöpflichen Geduld. Ganz im Moment lebend, niemals hadernd mit der Situation. Ich bewunderte sie.

Und obwohl sie allen Grund gehabt hätte, sich auszuruhen von so viel Hausarbeit und Sorge um das Wohl der anderen, sagte sie mir, dass ich mich doch ausruhen solle. Hinlegen, entspannen, ausgehen. Alles Dinge, für die zu Hause niemals Zeit war. Zu viel war zu tun. Und selbst, wenn es nichts zu tun gab, hätte ich es mir nicht gegönnt. Hier schon.

Und ich tat, wie sie mir sagte. Legte mich hin zum langen Mittagsschlaf. Ging zum Strand. Und genoss das Leben.

Greta war ohnehin in der Dauerobhut der Großeltern. Ganz verzückt waren sie von ihr, seit sie lebte. Und kümmerten sich auch jetzt liebevoll um sie. Der Abuelo ging auf den Spielplatz mit ihr, zum Strand, ins Aquarium. Die Abuela nahm sie mit zu ihren Freundinnen, ins Café oder zum Einkaufen.

Auch Lola hätten sie gerne genommen. Aber ich fand, dass sie mit ihren neun Monaten noch zu klein dafür war, um alleine bei den Großeltern zu bleiben. Außerdem hatte ich sie noch nicht einmal Ricardo länger als eine Stunde anvertraut. Etwas in mir sträubte sich dagegen. Sagte mir, dass niemand so gut auf ihre Bedürfnisse eingehen könnte wie ich.

Und so nahm ich Lola mit, wohin ich auch ging. Machte den Mittagsschlaf mit ihr. Wanderte mit ihr die Küste entlang. Ging zum Strand. Gönnte mir Eiscreme. Lola immer im Tragetuch vor meiner Brust, eng an mich geschmiegt. Sicher und beschützt.

Wie ich die letzten Tage genossen hatte. Wie herzlich und liebevoll Lola im Kreis der Familie aufgenommen worden war. Gehätschelt und geknuddelt, von Arm zu Arm gereicht. Am liebsten und längsten bei Tante Mercedes, die sie hielt und mit ihr spielte, bis die Perlen ihrer Kette einzeln ihren Ausschnitt hinunterrollten. Wie gut hatte es getan, dass Lola von allen ganz normal behandelt wurde. Niemand Fragen stellte zu ihrer Entwicklung, zu ihren motorischen Fortschritten oder ihrer Zukunftsperspektive. Sie war einfach ein neues Familienmitglied. Und das war alles.

Mit dem Karamell-Eiswunder in der Hand ging ich die Calle Emilio Tuya weiter Richtung Strand. Da bemerkte ich auf der gegenüberliegenden Straßenseite zwei ältere Damen. Ihre dicken Unterschenkel in die Straße gestemmt, ihre ledernen Handtaschen am Arm, waren sie dort stehen geblieben und starrten mir hinterher. Sie schienen zu glauben, dass ich sie nicht bemerkte, hinter ihren dunklen Sonnenbrillen.

Aber ich kannte diese Blicke zu gut. Selbst von hinten konnte ich sie spüren. Blicke, die Lola einordneten, abschätzten, mitleidig musterten. Auch in Spanien verfolgten sie uns. Wie hatte ich nur glauben können, hier davor geschützt zu sein.

Ich schaute hinunter zu Lola, um sie noch tiefer in das Tuch einzugraben, damit ihr charakteristisches Näschen und ihre kecke Zunge nicht mehr zu sehen waren. Aber Lola schlief tief und fest, ganz und gar im Tuch verborgen. Und die beiden dicken Damen starrten immer noch. Unter meinem Gegenblick tuckelten sie tuschelnd weiter. Ich blickte um mich. Stand eine Giraffe oder ein Elefant schräg hinter mir? Litt ich unter Wahnvorstellungen?

Zum Glück hatte ich das dicke weiche Karamelleis. Und ging weiter zur Strandpromenade. Verlor mich in der Masse aus schwarzafrikanischen Handtaschenverkäufern, eleganten Herrschaften mit schweren Colliers, stoppelbärtigen Surfern, flirtenden Pärchen und als Püppchen verkleideten kleinen Mädchen. Wo keiner mich anguckte.

Doch als ich den Blick hob, merkte ich, dass die Leute mich auch hier anstarrten. Intensiv, irritiert, prüfend. Auf und ab, wie um mich einzuordnen. Hatte ich Eis auf mir verkleckert? War mein Rock zerrissen? Waren meine Haare zerwühlt? Ich war hilflos. Und Lola schlief weiter, tief im Tuch vergraben.

Da drängte sich eine sehr dunkelhäutige Frau mit Kopftuch an mir vorbei, an der Hand ein zerzaustes Kleinkind, ein anderes im Tuch vor ihr. Zigeuner, ›gitanos‹, wie man hier sagte. Ich wich zurück und hielt meine Handtasche fest.

Und begriff. Nur ›gitanos‹ oder Frauen aus Mittelamerika trugen ihr Baby im Tuch vor der Brust. Keine normale Spanierin. Die fuhren ihre in Spitze gekleideten Babys in weit ausladenden Babykutschen mit rosa Rüschendecken über die Strandpromenade. Um allen Flaneuren ihr speckiges Glück zu zeigen. Nur ich trug mein Kind wie die Ärmsten aus dem Süden am Leib.

Dafür durften sie mich gerne anstarren. Dachte ich. Und lief stolz weiter mit meinem gelb-orangenen Tuch den Strand entlang. Exotin aus dem Norden. Aus Leipzig, wo jede zweite Mutter ihr Kind im Tuch trägt.

Onkel Nachos Garten lag eine gute Stunde Autofahrt von Gijón entfernt. Am Fuße der Cordillera. Ein Stück Land mit einem kleinen Holzhaus darauf, einigen Obstbäumen und viel Wiese. Auf der die Kinder fangen spielten und die Männer Fußball. Der perfekte Ort für das alljährliche Treffen der Großfamilie. Mit Kindern und Kindeskindern sicher 25 Leute.

Ein wenig eingeschnürt sah Lola aus in dem blau karierten Rüschenkleidchen, das sie von Tante Maite geschenkt bekommen hatte. Ihre dicken rosa Ärmchen schauten unter den Spaghettiträgern unförmig hervor. Wer kam auch auf die Idee, solche Kleidchen für Babys im Alter von sechs bis neun Monaten zu produzieren? Bei Babys wie Greta hatten diese Stücke bezaubernd ausgesehen. Lolas rundliche weiche Formen kamen darin weniger gut zur Geltung. Aber Geschenke mussten getragen werden. Und immerhin hatte es den Effekt, dass alle Familienmitglieder begeistert zu Lola kamen und ihr hübsches Kleidchen lobten.

Ob sie Lola wirklich so süß fanden, wie sie immer alle sagten? Ich schaute sie mir an, wie sie auf der Decke auf der Wiese lag. Mit den kurzen speckigen Ärmchen sich vom Boden abstützte. Ihre kleine freche Zunge herausstreckte und ihre Umgebung betrachtete. Dann sich blitzschnell auf den Rücken drehte, sich den neongrünen Spinnenball griff und daran herumnestelte. Lange und konzentriert. Immer wieder erstaunte mich die Intensität ihrer Untersuchungen. Ihre Ausdauer und Genauigkeit.

Greta konnte in Lolas Alter schon krabbeln. Überall hin gelangen. Wo sie alles kurz anfassen musste, daran zerrte, auf- und zuklappte und dann weiterzog. Ein Typ von der »motorischen Sorte«, wie ich immer sagte. Lola war eher von der »sinnlichen Art«. Jemand, der den Dingen lieber die unterschiedlichen Dimensionen und Seins-Zustände abzugewinnen versuchte, als sie zu manipulieren.

Wie süß sie dabei aussah. Mit ihrer Elvislocke, die ihr immer ein wenig in die Augen hing. Gar nicht dumm und träge, wenn sie die Dinge so lange und genau untersuchte. Trotzdem war da manchmal etwas Stumpfes in ihren Augen, ganz selten, das mich ein wenig abstieß, wenn ich ehrlich war.

Immer wieder setzte sich auch eines der Familienmitglieder zu Lola auf die Decke, um mit ihr zu spielen. Ließ ein Spielzeug über ihr baumeln, sie danach greifen. Freute sich und brabbelte mit ihr, um wenige Minuten später wieder aufzustehen. Als Greta in diesem Alter war, hatte ich sie vor zu viel Aufmerksamkeit und Zuwendung beschützen müssen.

Maria, Lolas Großcousine, war mit ihren 15 Monaten nur wenig älter als Lola. In ihrem weißen Rüschenkleidchen, den schwarzen Lackschühchen und ihrem feinen mädchenhaften Lächeln sah sie bezaubernd aus. Eine richtige kleine Spanierin.

»Maria, komm her«, rief Onkel Nacho und öffnete die Arme. Und da lief Maria mit weit ausgebreiteten Ärmchen auf Nacho zu und warf sich in seine Arme. Glucksend vor Freude. Flog eine Runde durch die Luft und lief wieder zurück zu ihrer Mutter. Die sie mit stolzem Lächeln entgegennahm und noch einen halben Meter über sich hinauswuchs bei so einem hübschen, kleinen zarten Mädchen.

Lola lag weiter auf der Wiese, untersuchte ihren Spinnenball und guckte in die Runde. Sie rannte nicht, und sie gluckste auch nicht. Niemand jubelte ihr zu oder wirbelte sie durch die Luft. Da empfand ich die Aufmerksamkeit der Familie Lola gegenüber plötzlich als Almosen, als künstlich abgerungen. Als Pflicht, der sie nachkamen. Mir zuliebe.

Oder lag es vielleicht an mir? Daran, dass ich die ganze Zeit neben Lola hockte und sie »beschützte«. Wie eine Löwenmutter, die mit gefletschten Zähnen über ihren Jungen wacht, auf dass keiner ihm ein Leid antut. Es konnte ja keiner mit Lola spielen, wenn ich jede Annäherung an sie ängstlich kontrollierte. Sie nicht auch mal alleine ließ. Und damit Raum gab für andere, sie einfach in die Arme zu nehmen und herumzuwirbeln.

Wie oft hat mir die Abuela angeboten, Lola bei ihr zu lassen. Am Tag, um mit ihr im Wagen durch den Park zu spazieren. In der Nacht, um mit Ricardo in Ruhe auszugehen. Doch ich, ich wachte über Lola. Überließ sie niemandem. Nicht tags und auch nicht nachts. Loslassen lernen, das war meine Lektion. Dachte ich und reichte Lola den Spinnenball, den sie weggeschleudert hatte. Und blieb bei ihr sitzen.

Kaum waren wir auf dem *Cerro*, der grünen Hügelkuppe vor der Altstadt Gijóns, angekommen, rannte Greta zum Piratenschiff. Einem riesigen Klettergerüst in Schiffsform, mit Masten und Aufbauten, einem Paradies für kletterbegeisterte Kinder. Ricardo und ich setzten uns auf die kleine Anhöhe und legten Lola auf ihre Decke.

Da kamen sie auch schon um die Ecke. Ceci und Patxi, zusammen mit Yoni und Lupe, Ricardos Freunde. Die Jungs in ausgeleierten T-Shirts und zerschlissenen Schuhen. Ceci mit ihren roten wildgelockten Haaren und einem Grinsen, das ihr Gesicht zu sprengen schien. Sie hatte etwas hexenhaftes, aber etwas von einer guten Hexe.

Herzlich begrüßten wir uns. Lola lag auf ihrer Decke und blinzelte in die Sonne. »Amelie, ich glaub es nicht. Ist die süß«, sagte Ceci. »So was von knuffig.« Sie kniete sich hinunter zu Lola und begann, Grimassen zu schneiden. Lola öffnete groß ihre Augen, drehte sich auf den Bauch und ruderte mit den Armen.

»Darf ich sie mal nehmen?«, fragte Ceci. Und schon hatte sie Lola auf dem Arm. Bei mir drehte und wendete Lola sich oft, strampelte wild und überstreckte sich. Bei Ceci lag sie ganz entspannt auf dem Schoß und sah sehr zufrieden aus. Vielleicht war Loslassen doch keine schlechte Lösung. Heute fiel es mir gar nicht schwer. Vielleicht weil ich spürte, wie positiv Ceci Lola gegenüber war.

Nach einer Reihe von Zigaretten, ein paar Flaschen Bier und lustigen Gesprächen verlagerten wir unser Treffen hinunter zum Hafen, zur *Muelle,* wo weitere Freunde warteten. »Was für ein süßes Baby Lola ist. Echt, Amelie. Total goldig und sympathisch«, meinte Ceci, als wir nebeneinander den *Cerro* hinuntergingen. »Greta war nie so anschmiegsam und zutraulich. Immer ganz kritisch und abwehrend. Lola ist so vorbehaltlos offen und direkt. Das mag ich.«

Lola war wirklich sehr schnell zu begeistern und fast jedem gegenüber offen und freundlich, der sich mit ihr beschäftigte. Trotz ihrer neun Monate fremdelte sie kaum.

»Weißt du, in meinem Umfeld, zu Hause in Deutschland, interessieren sich die meisten nicht so sehr für Lola. Sie sagen zwar, dass sie Lola ganz ›normal‹ finden. Aber im Grunde haben sie Berührungsängste. Sogar meine Familie«, meinte ich.

Weil Ceci Lola gegenüber so begeistert war, traute ich mich zum ersten Mal, diesen Gedanken auszusprechen. »Nach außen hin tun sie zwar so, als fänden sie Lola ganz süß. Aber ich glaube, dass sie sie im Grunde ablehnen. Das klingt hart. Aber ich empfinde es so.«

»Ich kann mir kaum vorstellen, dass sie Lola nicht süß finden«, sagte Ceci. »Guck sie dir doch an. Vielleicht ist es ja so, dass irgendetwas in dir selbst Lola ablehnt, so, wie sie ist? Und das projizierst du auf die anderen?«

Ich Lola ablehnen? Ich lehnte Lola doch nicht ab. Ihre süße Zunge, ihre wilden Bewegungen, ihr Strahlen.

Und doch? Wenn ihre Zunge so raushing. Oder ihr Blick stumpf wurde. Oder wenn sie nicht so schnell und süß war wie Greta damals oder ihre Groß-Cousine Maria am anderen Tage.

Konnte das sein? Dass ich selbst es war, die Lola im Grunde gar nicht so süß fand? Dass ich selbst Vorbehalte ihr gegenüber hatte? Und die den anderen zum Vorwurf machte. Genau denen, die gar keine hatten und nur positiv überrascht waren von Lolas herzlicher Art.

»Vielleicht hast du Recht. Ein Teil von mir ist jedenfalls immer sehr kritisch Lola gegenüber. Weil sie so anders ist. So langsam, so undifferenziert in ihrem Verhalten. So wenig fokussiert. Greta war immer so schnell, so pfiffig, so ausgerichtet. Das fehlt mir, das vermisse ich. Das würde ich mir auch bei ihr wünschen. Aber sie ist eben anders.«

Ceci grinste. »Ja, sie ist anders. Weißt du, ich hatte als Kind eine Freundin. Sie hieß Sara und ging in meine Klasse. Sie hatte auch Down-Syndrom. Du weißt gar nicht, wie viel ich durch sie gelernt habe.« Ungläubig schaute ich Ceci an.

»Einmal im Sommer sind wir zusammen rausgegangen und haben uns auf die Wiese gelegt. Haben dagelegen und das Gras angeschaut, ganz lange. Dem Gras zugeschaut, wie es Gras ist. Und den Blumen, wie sie Blumen sind. Wir haben sie mit unseren Händen angefasst und gelacht, wenn es gekitzelt hat. Haben uns damit über die Arme gestrichen. Und tief und lange in die feuchte Erde hineingerochen. Und ich habe gestaunt, wie bunt alles ist und wie kitzelig und wie wunderschön. Ohne Sara hätte ich niemals entdeckt, wie unglaublich wunderbar das Gras ist und die Blumen. Sie war es, die mir das beigebracht hat.«

Ceci lachte, dass ihre roten Locken dabei wackelten. »Was ist mehr wert? Einfach im Gras zu liegen und es zu genießen? Oder die chemische Zusammensetzung eines Grashalmes zu kennen? Oder sein perfektes Abbild malen zu können? Wer gibt uns das Recht, das eine über das andere zu stellen?«

Da merkte ich, wie sehr ich selbst das Wissen um die chemische Zusammensetzung der Pflanze und alles abstrakte Wissen so viel höher wertete als die Fähigkeit, mit offenen Sinnen Teil der Welt zu sein und das Dasein zu genießen.

Und wie sehr war genau das doch Lolas Zugang zur Welt. Wie lange und sinnlich sie sich mit den Dingen beschäftigte, die bei Greta schon lange weggeflogen waren.

Wie oft achtete ich nur auf das Defizitäre bei Lola. Auf das, was sie nicht konnte. Und vergaß darüber, das zu sehen, was sie konnte. Was sie mir und vielen anderen Menschen sogar voraushatte.

Vielleicht war es gar nicht Lola, die sich ändern musste? Sie war genau richtig, so, wie sie war. Mit ihren ureigenen Fähigkeiten und Interessen. Ihrer Sinnlichkeit und ihrer Lebensfreude. Ihrer Offenheit und ihrem vorbehaltlosen Vertrauen in die Welt.

Vielleicht war ich es, die sich ändern musste? Endlich lernen musste, Lola anzunehmen, wie sie war. Und meine eigene leise Ablehnung und Unsicherheit nicht mehr auf die anderen zu projizieren.

Ach du liebe Kocherei

Es war Anfang September. Doch die Sonne hatte noch solche Kraft, dass man die Balkontür offenstehen lassen konnte. Die warme Spätsommerluft durchströmte unsere Küche. Ich holte Möhren, Kartoffeln und eine Pastinake aus der Gemüsekiste, nahm den Schäler zur Hand und ließ die Schalen über die Anrichte springen. Es war Zeit, Lolas Brei zu kochen. Bald würde sie Hunger bekommen.

Sie lag auf ihrem Teppich neben der Spüle. Einem Stück Auslegware, das einer der Nachbarn hatte wegschmeißen wollen. Orange meliert. Etwa 1,50 x 1,50 Meter. Genau richtig für ihren Spieleradius. Zufrieden spielte sie mit allem, was unsere Küche hergab. Küchenschüsseln, Schneebesen, Kartoffelstampfer, Nudelholz. Untersuchte lange und konzentriert diese Alltagsgegenstände. Lutschte sie an, donnerte sie auf den Boden, steckte ihre Hände hinein, zog sie wieder heraus. Leider war auch Runterschlucken ein probates Untersuchungsmittel, weswegen kleine Gegenstände in ihrer Experimentierzone streng verboten waren.

Warum hatte diese Frau mich gestern nicht gegrüßt? Sie war mir schon länger aufgefallen. Mit ihren dunklen Augen, die so tief blickten. Ihrem roten Tuch im Haar. Den coolen Lederstiefeln. Sie hatte auch ein Baby und einen älteren Sohn, etwa so alt wie Greta. Letzte Woche hatten wir uns lange auf dem Waldspielplatz unterhalten. Endlich mal eine Frau, die was zu sagen hatte. Und mit der ich mich mal treffen könnte. Doch gestern im Bioladen hatte sie durch mich hindurchgeschaut, als hätten wir uns noch nie im Leben gesehen. Hatte sie unsere Begegnung vergessen? War sie vielleicht schüchtern? Oder war ich ihr zu uncool?

Ich legte die geschälten Möhren und Kartoffeln auf das große Schneidebrett, das uns meine Mutter zu Weihnachten geschenkt hatte, holte das riesige Küchenmesser, und ließ es über das Gemüse sausen. Die Scheiben purzelten über das Brett.

Sie hatte mich bestimmt langweilig gefunden. Was konnte ich schon erzählen. Nichts. Immer nur von Lola. Sonst fiel mir nichts ein. Jedenfalls nichts Originelles. Die Frau studierte Medienkunst an der HGB (Hochschule für Grafik und Buchkunst Leipzig). Klang kreativ.

Mir fehlte eine gute Freundin. Andere Frauen, die auch ein Baby hatten. Wenn ich vor Lolas Geburt einen Geburtsvorbereitungskurs oder einen Yogakurs besuchte hätte, dann könnte ich jetzt zusammen mit anderen Müttern den Kinderwagen durch den Park schieben und übers Breikochen und die immer gleichen Tage zu Hause reden. Und ihnen wenigstens dadurch einen gewissen Sinn abgewinnen. Aber nein, in der Schwangerschaft hatte ich vor lauter Ehrgeiz und Abgabestress meiner Arbeit keine Zeit für solche Dinge gehabt. Und jetzt keine anderen Mütterbekanntschaften.

Und meine Freunde? Arbeiteten alle. Mir fehlte meine Arbeit, meine Kollegen am Institut. Der Austausch, die Diskussionen und Gespräche. Das gemeinsame Mittagessen. Hier zu Hause kam ich mir vor wie in Isolationshaft. Das Allerschlimmste daran war jedoch, dass ich selbst mich gefangen hielt.

Ricardo hatte mir angeboten, auf Lola aufzupassen. Geh ins Kino. Geh ins Café. Geh arbeiten. Such dir was. Er sagte es oft.

Und er meinte es ernst. Ich wusste das. Aber ich ging nicht. Und wenn ich ging, dann nur mit Lola. Immer hatte ich das Gefühl, dass ich allein wusste, was sie brauchte. Was gut für sie war. Bei Ricardo würde sie nur schreien und brüllen. Dabei hatte ich nur einmal probiert, alleine wegzugehen. Zum Friseur. Für zwei Stunden. Und da hatte Lola geschrien.

Greta hatte ich schon mit fünf Monaten für ein paar Stunden alleine bei Ricardo gelassen. War ins Institut gefahren, um an meiner Doktorarbeit zu schreiben. Lola war jetzt 10 Monate alt. Aber ich ging nirgendwo allein hin.

Und selbst wenn ich hätte arbeiten wollen, ich wusste doch nicht, was und wo. Meine Doktormutter hatte mir direkt nach der Verteidigung angeboten, zu meinem Dissertationsthema weiter zu forschen. Aber allein der Gedanke war unvorstellbar. Ich fühlte mich unfähig, auch nur eine intelligente Idee hervorzubringen. Und wenn. Wofür? Der ständige Druck, veröffentlichen zu müssen. Diesen Ehrgeiz konnte ich gerade nicht aufbringen. Eine Karriere in der Wissenschaft war keine Option für mich. Zumindest nicht im Moment. Doch was dann?

Lola fing an, leise zu quengeln. Ihr Weinen hatte etwas von dem Wimmern eines kleinen Kätzchens, das seine Mutter verloren hat. »Gleich gibt's was, meine Süße. Gleich!«, beruhigte ich sie und warf die Gemüsestücke in das kochende Wasser. Die Anrichte stand voller Geschirr vom Frühstück, der Herd voll dreckiger Töpfe, und die Spülmaschine musste ausgeräumt werden. Wenigstens das wollte ich noch schaffen.

Aus Lolas Wimmern wurde Heulen. Protest nannte ich diese Art des Geschreis und versuchte, es zu ignorieren. »Hör auf, Lola. Es gibt ja gleich was.« Mein Ton war rauer geworden.

Lolas Weinen nahm an Intensität zu. Warum konnte Ricardo nicht kommen und sich um sie kümmern? Hörte er ihr Weinen nicht? Sein Arbeitszimmer lag direkt neben der Küche. Mit kurzen festen Bewegungen schrubbte ich den großen Topf mit den Nudelresten von gestern. Während Lolas Gesicht immer roter wurde. Die Tränen strömten über ihre Wangen.

Warum konnte sie nicht endlich damit aufhören? All die Arbeit, die ich hier hatte. All den Müll, der immer an mir hängen blieb. Für den niemand mir jemals ein Wort des Dankes schenkte. Niemand, dem ich stolz davon berichten konnte, dass ich Brei gekocht hatte, die Küche aufgeräumt, die Töpfe geschrubbt. Jeden Tag, morgens, mittags, abends. Ich hätte schreien wollen.

»Hör auf!«, schrie ich Lola plötzlich an. »Hör endlich auf!« Meine Stimme entglitt mir. Da weiteten sich Lolas Augen, und ihr Gesicht verzerrte sich. Bis es nur noch aus Tränen, hochroten Wangen und einem aufgerissenen Mund bestand.

Erschrocken über meine heftige Reaktion, ließ ich den Topf sinken und kniete mich zu Lola. »Ist gut, meine Muppeline. Ist doch gut. Das wollte ich nicht.« Ich nahm sie hoch und strich ihr über den Rücken. Ihre Schluchzer wurden weniger, ihr Körper entspannte sich. »Gleich ist das Essen fertig, meine Süße. Ich muss es nur noch pürieren und dann gibt's deinen Brei. Ja?«

Ich setzte Lola in die Babyschale, die auf einem Stuhl am Tisch stand und schnallte sie fest. Kaum saß sie in ihrem Sitz, begann sie wieder zu jammern. »Hier hast du ein Stückchen Brot«, sagte ich und gab ihr einen Kanten. Da hätte ich gerade auch schon drauf kommen können. Dann wäre Lola und mir mein Ausraster erspart geblieben.

Wie hatte ich sie gerade nur so anfahren können? Was konnte sie dafür, dass ich so gefrustet war über mein Leben als Hausfrau. Die Monotonie meiner Tage. All die Arbeiten, von denen nichts zurückblieb. Nichts Bleibendes. Lola war ein Baby. Sie hatte Hunger und Durst und brauchte meine Nähe. Meinen Zuspruch. Ich schämte mich über meinen Ausbruch.

Immer wieder geriet ich in solche umnachteten Momente, in denen ich nicht mehr flexibel denken konnte. Und die Kinder sich selbst überließ.

Ich füllte einige der Gemüsestücke auf einen tiefen Teller. Den Rest pürierte ich.

Ricardo kam in die Küche. »Gibt es was zu essen?«, fragte er.

Ich schaute auf das gedünstete Gemüse. Kartoffeln, Möhren, Pastinaken. Mit ein wenig Olivenöl, Parmesankäse und Petersilie ein annehmbares Essen. Für mich zumindest.

»Sonst nichts?«, sagte er.

»Koch du doch was«, sagte ich und hätte am liebsten noch viel mehr gesagt. Ricardo verzog das Gesicht. Ging zum Tiefkühler, holte eine Pizza heraus und schob sie in den Ofen.

Ich setzte mich zu Lola an den Tisch, nahm die Schale Brei und schob ihr einen Löffel in den Mund. Sie prustete, und der Brei quoll aus ihrem Mund. Noch einen Löffel. Sie blies und der Brei hing an meiner Jeans. Auch den nächsten Löffel quetschte sie zwischen den Lippen wieder raus. Noch ein Versuch. Und wieder drückte sie den Inhalt raus aus ihrem Mund. So ging es Löffel für Löffel. Sinnlos. Das Kochen hätte ich mir sparen können.

Ricardo kam in die Küche, holte sich die Pizza aus dem Ofen und verließ den Raum. Er sagte nichts. Ich auch nicht.

Ich hob Lola aus dem Sitz und nahm sie auf den Schoß. Schob meinen Pullover nach oben und gab ihr meine rechte Brust. Sie saugte gierig. Kein Wunder, so wenig wie sie gerade gegessen hatte. Ich liebte ihre Nähe, ihr beruhigendes Saugen. Sanft fuhr sie mir mit ihren Händchen über die Haut, nestelte mit ihren Fingern an meinem Pullover. In diesen Momenten stand die Zeit still. So wie am Anfang, in den ersten Tagen nach ihrer Geburt. Ich wurde ganz ruhig und müde, so wie sie, und gähnte. Lola nuckelte schon langsamer. Gleich würde sie einschlafen.

Lolas Mund öffnete sich und löste sich von meiner Brust. Schlaff und schwer hing sie in meinem Arm. Ohne ihre Position zu ändern, stand ich auf und ging mit ihr aus der Küche ins Schlafzimmer. Legte sie in ihr Gitterbettchen. Deckte sie zu. Sie seufzte einmal und drehte sich zur Seite. Wie pflegeleicht sie doch war.

Wie gerne würde ich mich jetzt auch hinlegen. Ausruhen. Abschalten. Doch die Zeit der Mittagsruhe war einer der wenigen Momente am Tag, in denen ich Zeit hatte, etwas nur für mich zu tun. Ein Loch in der Zeit, in dem ich wieder Ich sein konnte, nicht Mutter oder Frau, sondern einfach nur Ich. Beim Schlafen würde ich mich wieder nur verlieren und die Zeit verstreichen lassen, ohne dass etwas zurückblieb.

So leise wie möglich schloss ich die Schlafzimmertür, um Lola nicht zu wecken, und ging in die Küche. Dies war der Ort, der mir in unserer Wohnung geblieben war. Ricardo hatte das Wohnzimmer zu seinem Arbeitszimmer umfunktioniert. Greta war im Kinderzimmer und Lola im Schlafzimmer. Mir blieb die Küche. Hier konnte ich relativ ungestört sitzen und lesen oder schreiben. Zumindest in der Mittagszeit und in der Nacht. Ich öffnete mein Notebook und wartete, bis das Browserfenster kam. Abräumen konnte ich später.

Im April hatte ich den Blog »Lolas verrückte Welt« eröffnet, in dem ich über Lola schrieb, über ihre Entwicklung und unser Leben, Bilder zeigte, von ihr und von uns. Ein öffentlicher Blog, den jeder lesen konnte, der die Seite *www.loliswelt.blogspot.com* aufrief.

Ich hatte Gefallen daran gefunden, regelmäßig meine Erlebnisse aufzuschreiben. Es hielt die Zeit an. Zwang zum Hinschauen. Wenigstens ein paar Worte blieben zurück. Ein paar Bilder. Und doch kratzte das, was ich in diesem Blog schrieb, immer nur an der Oberfläche. Dass es mir manchmal fast wie erfunden vorkam, künstlich ins Reine geschrieben.

Darunter lag all das Wirrwarr meiner Gedanken, die sich weiter in meinem Hirn drehten und mich oft nicht schlafen ließen. Oder solche Ausbrüche wie vorhin hervorbrachten. Für die gab es keinen Platz in »Lolas verrückter Welt«. Davon würde ich niemals öffentlich berichten.

Doch gerade das wollte ich aufschreiben. Und vielleicht dadurch endlich einen Zugang dazu gewinnen. Erfahren, was da tief drinnen in mir schlummerte. Hinschauen. Mich trauen, es wirklich zu fühlen.

Vor einer guten Woche hatte ich einen zweiten Internetblog eröffnet. Einen, zu dem nur ich Zugang hatte. Ein Tagebuch, nur für mich. Für meine Gedanken. Ein Ort, wo ich alles herauslassen konnte. Der Eintrag von gestern hatte den Titel *ein versuch.*

ein versuch, all die ängste *und sorgen aufzuschreiben, die mich so umtreiben. die tage ganz schonungslos aufzuschreiben. so wie sie sind und mir auf dem magen liegen.*

vor allem der versuch, ganz ehrlich zu sein mit mir selbst. und mir nicht ständig was vorzumachen. darüber, wie stark ich bin, wie genau ich alles weiß, wie die dinge funktionieren. einfach loszulassen. und nicht immer nur kontrollieren zu wollen.

der versuch, auch die andere stimme in mir zu wort kommen zu lassen. die, die ich selbst noch nicht kenne, aber endlich besser hören können möchte.

Was war es, was mich vorhin in diesen Strom aus Frust hatte geraten lassen? Dass ich nicht mehr in der Lage gewesen war, mich um Lolas Bedürfnisse zu kümmern? Sie hatte schreien lassen. Und sie dann so furchtbar angebrüllt hatte. Sie, die am wenigsten dafür konnte. Wegen dem bisschen dreckigen Geschirr, das herumstand? Jetzt störte es mich doch auch nicht oder hielt mich vom Schreiben ab. Warum hatte ich mich vorhin so in diese Opferrolle hineinziehen lassen?

Dass diese nette Frau mich nicht mehr wiedererkannt hatte. Dass ich niemanden zum Reden hatte. Keine Aufgabe. Immer nur den täglichen Dreck. Aber was lag darunter?

Der ständige Zweifel, dass ich unfähig war. Langweilig, doof und ohne Ideen. Und egal, was mir zustieß, wurde zum Beweis meiner Unfähigkeit. Ich selbst war mein schärfster Richter. Stand da und zeigte mit dem Finger auf mich. Und zerbrach unter meinem Urteil. Aber wen außer mich selbst interessierte eigentlich dieses Urteil? Niemanden. Warum war ich dann so hart? Warum stellte ich es nicht einfach ab und lebte mein Leben, ruhig und in Harmonie?

Ich drückte den Button »Neuen Post erstellen« und begann zu tippen.

gedankenfalle

wenn ich einen wunsch habe, dann ist es aufhören zu können, über mich nachzudenken. immer in der beurteilungsschleife. immer dabei, mich zu bewerten, gegen andere zu vergleichen, abzuwiegen, wie gut oder schlecht, originell oder sinnvoll meine gedanken sind. welchen eindruck ich wohl gemacht habe oder machen werde.

was sagt mein lieber ricardo dazu? ›hör einfach auf, nachzudenken.‹
und ich frage ihn, ›wie soll ich das denn machen, nicht über mich nachzudenken?‹
›indem du dir diese frage gar nicht stellst.‹

und wieder mal hat er recht, so recht.

Ricardo. Wie einfach und gut seine Haltung oft war. Er machte sich keine unnötigen Gedanken über sich und seine Außenwirkung. Lebte sein Leben. Zu einfach, um wahr zu sein. Und doch. Ich drückte den Button »Speichern« und öffnete eine neuen Post.

Gute Vorsätze für morgen, mal ganz realistisch?

1. Ganz ruhig bleiben, egal was passiert. Nicht die Kontrolle verlieren. Durchatmen und mir sagen, ›Harmonie‹.

Egal, wie quälend meine Gedanken waren. Egal, wie ungerecht ich mich behandelt fühlte, wie ungleich mir die Verteilung der familiären Verpflichtungen vorkam, wie sehr ich unter meiner gesellschaftlichen Isolierung litt. All das war kein Grund, meinen Frust an den Kindern auszulassen. Sie zu vernachlässigen oder gar anzubrüllen. Ich war die Mutter. Ich hatte sie zu schützen. Nicht umgekehrt.

Wie konnte ich es schaffen, ruhig zu bleiben und mich auf Harmonie zu konzentrieren? Mich nicht vom Strom mitreißen zu lassen? Von der Negativspirale auffressen zu lassen? Ich schrieb weiter:

2. Jede Bewegung ganz bewusst machen, sie benennen. Und nicht gleichzeitig über etwas anderes nachdenken, als das, was ich gerade mache. Sei es, dass ich Lola wickele, zur Straßenbahn laufe. Oder Kartoffeln schälen. All mein Gefühl in meine Hände legen. Den Kopf einmal abstellen!

Es war die einzige Rettung. Der Moment. Die Gegenwart. Wenn es etwas gab, um rauszukommen aus den Filmen meiner häuslichen Sisyphusarbeit und dem Gefühl des intellektuellen Verfalls, dann das. Das Einzige, was mir blieb.

Einatmen, ausatmen. Einatmen, ausatmen. Hier und jetzt, ohne Erwartungen, ohne Gedanken an die Vergangenheit oder die Zukunft. Mich nur auf das konzentrieren, was ich gerade tat. Die Gegenwart gab mir alle Freiheit, mich jeden Moment neu zu entwerfen. Ohne Urteil.

Diese Art der Konzentration auf den Moment, auf den eigenen Atem, kannte ich aus einer buddhistischen Meditationsanleitung, dem »Weg der Achtsamkeit«, die ich in der Schwangerschaft mit Greta wie eine Bibel gelesen hatte. Fast täglich hatte ich meditiert und viel Kraft und Ruhe, Gelassenheit und Gleichmut daraus geschöpft. Seit der Schwangerschaft mit Lola hatte ich das kein einziges Mal mehr getan.

In dem Buch hatte es auch eine Anleitung gegeben, wie man bei der Arbeit meditieren kann. Die täglichen Vorgänge so bewusst ausführen, so gegenwärtig dabei sein, dass es einer Meditation gleichkam. Das war es vielleicht, was ich auch in meinem derzeitigen Alltag unterbringen konnte.

Ich stand auf, nahm die benutzten Teller vom Tisch und brachte sie zur Spüle. Da standen immer noch die dreckigen Töpfe. Die Spülmaschine war noch nicht ausgeräumt. Nichts denken, nur die Teller abstellen. Die Spülmaschine öffnen. Und die Teller ausräumen. Ins Regal stellen. Ganz langsam und bewusst. Jetzt stelle ich die Teller ins Regal. Und jetzt wieder runterbeugen ...

Wie schwer es war, sich nur auf das zu konzentrieren, was ich gerade tat. Ohne ins Denken zu kommen. Ohne zu beurteilen.

Ich setzte mich auf einen der Stühle und versuchte, mich nur auf meinen Körper zu konzentrieren. Meinen Brustkorb. Wie er sich hob und senkte, mit jedem Atemzug. Auf und ab. Auf und ab.

Schon wieder hatte Ricardo Pizza essen müssen. Auf dem Sofa im Wohnzimmer. Vor irgendeinem seiner Filme. Dabei kochte er abends oft für uns, nach getaner Arbeit. Ganz ruhig und ausgeglichen. Als sei Kochen Entspannung für ihn. Doch das reichte mir nicht. Ich wollte, dass er auch mittags kochte. Schon wieder war ich in Gedanken. Es war sinnlos. Ich schaffte es nicht, nur beim Atem zu bleiben. Dann eben nicht.

Vielleicht könnte ich Ricardo fragen, ob er auf Lola aufpasste, wenn ich kochte. Dann würde ich gerne etwas für uns alle kochen. Er hatte abends beim Kochen schließlich auch nicht die Kinder um sich herum. Wie er auf meine Frage reagieren würde? Sicher nicht begeistert.

Ich klappte den Rechner zu und stellte ihn auf das Küchenbuffet. Neben meine Sammlung an Kochbüchern. Da fiel mein Blick auf ein schmales Büchlein mit italienischen Rezepten. »La nonna – La cucina – La vita« stand da. Von Larissa Bertonasco. Meine Freundin Uta hatte es mir empfohlen, wegen der tollen Illustrationen. Es war die Diplomarbeit einer Bekannten von ihr, im Fach »Grafik & Design«. Collagen aus gemalten Bildern, italienischen Stadtplänen und Lebensmittelverpackungen wechselten sich ab mit kurzen Geschichten über die italienische Großmutter der Autorin. Alle paar Seiten die Rezepte ihrer Oma. »Spaghetti a la carbonara«, »Pasta al pesto«. Ich musste an Bologna denken. Gin Tonic bis zum Erbrechen auf der »Piazza di San Michele«. »Il Aperitivo da Maurizio«. Ein Jahr hatte ich nach dem Studium in Bologna verbracht. In einer Sprachschule gejobbt. Ricardo kennengelernt.

Pasta al pesto i fagioli. Nudeln mit Pesto und grünen Bohnen. Ich schrieb mir die Zutaten auf einen kleinen Zettel und steckte ihn ins Portemonnaie.

Am nächsten Tag machte ich auf dem Rückweg vom Spielplatz Halt bei dem kleinen italienischen Feinkostladen, der an der Ecke neu eröffnet hatte. Eine Viertelstunde später ging ich hinaus mit einem neun Euro teuren Olivenöl aus der Toskana, Trenette (einer Nudelsorte, die man speziell für dieses Rezept braucht) und einem schönen sizilianischen »Gavi di Gavi«, dazu einer Dose gutem italienischen Espresso. Den Rest der Zutaten kaufte ich im Konsum.

Zu Hause zerschredderte ich alles mit dem Pürierstab. Pinienkerne, Basilikum, Butter, Öl und reichlich Knoblauch. Schmeckte vorzüglich.

Ricardo kam in die Küche. Er schaute skeptisch zu, wie ich die hellgrüne Masse in ein Marmeladenglas füllte. Er aß selten etwas mit grüner Farbe. Weder Salat noch Zucchini oder Brokkoli. Wenn ich etwas Grünes kochte und ihn fragte, ob er etwas haben wolle, antwortete er immer freundlich, aber bestimmt: ›Nein danke, vielleicht später.‹ Ein Später gab es nie. Ob er heute grün essen würde? Bei Basilikumpesto und grünen Bohnen würde ihm nicht viel anderes übrig bleiben.

Ricardo ging zur Stereoanlage. Einen Moment später sang Otis Redding. »Sitting on the dock of the bay, watching the tide roll away ...« Angenehm dunkel und warm rollte sein Gesang durch den Raum.

Lola lag auf ihrem Teppich und wedelte aufgeregt mit den Armen. Sie liebte Musik.

Auch Greta kam in die Küche. »Mama, is hab Hunger. Was kochst du?«

»Pasta«, sagte ich.

Da fasste Ricardo Greta von hinten an die Schultern. Schob sie von rechts nach links. Im Rhythmus der Musik. Und lachte. Und Greta lachte.

»I can't do what the people tell me to do, so I guess I'll remain the same, yes«, sang Otis.

Und die beiden drehten sich und tanzten. Und Lola strampelte, als wollte sie wegfliegen. Und strahlte und gluckste.

Die Nudeln auf dem Herd, die Musik, das Lachen der Kinder. Wie einfach es doch war. Was brauchten wir mehr? Ganz still und heimlich hatte sich das Glück in unsere Küche geschlichen.

Es gab kein Morgen und kein Gestern mehr. Keine Pflichten, keine komischen Blicke und keine versäumten Gelegenheiten. Heute jetzt und hier. Mehr nicht. Ich kochte, die Musik spielte, die Kinder tanzten. Und ich war glücklich. So einfach war das.

Pasta al pesto i fagioli. Lola hat die Trenette mit dem Mund eingesaugt, eine Technik, die sie noch mehrere Jahre für lange Nudeln beibehielt. Und Gretas Kommentar war: »Das is aber lecker, Mama«, und sie wollte noch eine Portion. Und selbst Ricardo hat die grünen Bohnen gegessen.

In den folgenden Wochen kochte ich noch viele Gerichte aus dem italienischen Kochbuch. Meine ›kulinarische Meditation‹. Die neben Entspannung und Freude beim Kochen ein äußerst schmackhaftes Endergebnis bescherte.

Allerdings kochte ich meist abends. Ich hatte es geschafft, Ricardo darum zu bitten, ein Auge auf die Kinder zu halten, während ich kochte. Seine Vorstellung davon war großzügig. Er saß im Wohnzimmer und las ein Buch, während die Kinder zu mir in die Küche kamen. Aber sobald eine der beiden anfing zu zetern, kam er und kümmerte sich um sie. Sie hätten nicht zu ihm gewollt, war seine Erklärung. Doch das hinderte mich zum Glück nicht am entspannten Kochen.

Und mittags? Da gab Ricardo irgendwann auf und kochte für uns. Er war den Gemüsebrei und die Tiefkühlpizza wohl leid geworden.

Heile, heile Segen

»Mama, ich schaff es nicht mehr. Ich weiß nicht, was ich machen soll. Ich halt es nicht mehr aus«, sagte ich, das Handy gegen den Wind an mein Ohr gepresst. Lola lag unter der Daunenjacke an meiner Brust, ihr Atem keuchte.

»So ist es mit kleinen Kindern, dass sie manchmal krank werden. Gerade um die Jahreszeit. Hast du ihr genug Vitamin D gegeben, lässt Papa fragen? Er hat Euch doch neulich eine Packung dagelassen«, fragte meine Mutter.

Kein bisschen Vitamin D hatte ich ihr gegeben. Vom Wunderheilmittel, an das mein Vater glaubte, wie andere an den Heiligen Geist. Mein Geheimrezept für Gesundheit bestand aus viel Sonne, guter Nahrung und innerem Gleichgewicht. Nur leider fehlte es zurzeit an allem.

Ricardo war für drei Wochen aus beruflichen Gründen in Spanien, und ich zum ersten Mal für so lange Zeit allein mit beiden Kindern. Die erste Woche war ruhig und harmonisch verlaufen. Aber seit sechs Tagen kränkelten beide Kinder. Erst Schnupfen, dann Husten, der bei Lola immer rasselnder und röchelnder geworden war und sie keine Nacht schlafen ließ. Mich ebenso nicht. Auch ihr Mittagsschlaf wurde von Hustenattacken unterbrochen. Nur in der Trage vor der Brust schlief sie länger als zehn Minuten.

Greta war total verschnupft und fieberte leicht. Und so eigensinnig und bockig, dass ich sie ständig hätte anbrüllen können. Leider hatte ich es gestern auch getan. Als sie oben im Baum hocken blieb, bei strömendem Regen und Eiseskälte. Während ich mit der jammernden und röchelnden Lola in der Trage unten stand und sie rief. Wer kam auch auf die Idee, bei diesem Wetter mit zwei kranken Kindern nach draußen zu gehen?

»Mama, kannst du nicht kommen? Ich weiß nicht, wie ich es schaffen soll. Allein um einzukaufen, muss ich beide Kinder raus in die Kälte schleppen.« All die Last der vergangenen sechs Tage überfiel mich. Alles alleine zu stemmen. »Sie werden immer kränker. Ricardo kommt erst in zehn Tagen wieder. Bitte!«

»Mittwochabend könnte ich kommen. Vorher schaffe ich es einfach nicht. Kannst du bis dahin nicht eine Freundin oder Nachbarin fragen, ob sie dir was mitbringt? Oder Wolfgang, der hilft euch doch sonst immer?«, antwortete meine Mutter.

Mittwoch. Wie sollte ich bis dahin überstehen? Heute war erst Montag. Verstand sie, was es bedeutete, mit zwei kranken Kindern allein zu sein? Warum konnte sie nicht kommen? Was sollte ich noch sagen, damit sie merkte, wie ernst es mir war? Ich hatte keine Kraft mehr, keine Energie. Betete nur, dass Lolas Röcheln endlich aufhörte, und sie nachts schlief. Nicht wieder alle 20 Minuten jammernd und klagend aufwachte, erschüttert von einem neuen Hustenanfall. Ich wollte schlafen. Ich musste schlafen!

Als ich aufgelegt hatte, brach alles aus mir heraus. Schluchzend und bebend, vor den Blicken der Passanten kaum verborgen, ließ ich es fließen. Die Haare vor dem Gesicht als Schutz, tropften die Tränen auf meinen Mantel und auf Lolas rote Mütze. Da hob sie den Kopf und schaute mich an, mit großen runden Augen, verschleimt und rot entzündet, aber mit dem ihr eigenen Glanz. Ganz traurig, ohne Worte.

Lola, meine kleine Lola. Was kannst du dafür, dass deine Mama so schwach ist? Es tut mir leid, dass du mich so sehen musst. Aber mehr kann ich dir gerade nicht geben.

Und weiter ließ ich meine Tränen laufen unter ihrem traurigen Blick. Und wollte mich fallen lassen in der Hoffnung, dass irgendjemand mich auffing und nach Hause trug. Aber da war niemand. Ich musste alleine gehen und stark sein, immer nur. Und wenn ich gar nicht wollte? Und wenn ich gar nicht mehr konnte?

Es würgte und riss an mir, ganz tief. Bis ich mich sah, in diesen weiß-gelb gestreiften Betten. Neben mir der Tropf, der mich fütterte, und vor mir die Sonne und die Besucher, die mich streichelten und Blumen brachten und Kuchen. Und alles war gut. Wenn es so weiterging, würde einer von uns dort enden, im Krankenhaus. Ich oder eines von den Kindern. Das wusste ich. Dann würden sie merken, dass ich es eben nicht alleine schaffte, wie sie immer alle sagten: »Amelie schafft das schon.« Nein, tut sie nicht. Und ich ließ die Tränen weiter tropfen auf Lolas Mütze, ohne sie abzuwischen.

Am Ende war es dann Lola, die ins Krankenhaus kam. Regelmäßig hob und senkte sich ihre Brust wie ein Blasebalg. Hoch und runter, einer Maschine gleich. Hinter ihrem vergitterten Bettchen liefen Zahlenreihen über Apparate, es piepste und blinkte. Durch einen dünnen Schlauch wurde Luft in ihre Nase gepumpt und weiter in ihre Lunge, die zu schwach war, um alleine zu arbeiten. Das sollte mein Kind sein?

»Die Sauerstoffsättigung ihrer Tochter ist sehr niedrig, ihre Lunge zu schwach, um alleine genug Sauerstoff aus der Luft zu bekommen. Wir werden ihr einen kleinen Tubus legen müssen, der sie beim Atmen unterstützt«, hatte mir die Ärztin auf der ITS (Intensivstation) der Universitätskinderklinik am Abend erklärt. »Wenn sie Kraft geschöpft hat, entfernen wir ihn wieder. Vielleicht schon morgen Mittag.«

Das war eine Woche her. Lolas Lunge hatte noch keine Kraft entwickelt. Die Maschine arbeitete mit höchstem Druck, mehr ging nicht. Und trotzdem lag ihre Sauerstoffsättigung höchstens bei 85 %. Sie mussten die Maschine schon umstellen, damit sie erst bei 80 % Alarm schlug. Vorgestern Nacht hatte Lola einen kurzen Abfall der Sauerstoffsättigung auf 15 %, als scharfer Zacken am Bildschirm am nächsten Morgen zu erkennen. Die Ärzte sagten, dass es zu kurz war, um irgendwelche Folgen zu hinterlassen.

Auf Lolas Bettchen, neben ihren Kopf, hatte ich das kleine Fotobuch gestellt, das ich ihr zu ihrem ersten Geburtstag vor zehn Tagen geschenkt hatte. Damit alle sahen, wie Lola eigentlich aussah. Wie sie strahlen konnte, pausbäckig und fröhlich und ihre kecke Zunge vorstreckte. Nicht so wie jetzt, wie ein aufgedunsener Hefekuchen, von den ganzen Medikamenten. Vor allem Antibiotika gegen die Bakterien, die in ihrem Körper tobten. Die Entzündungsparameter waren nach der ersten Gabe schnell gefallen, dann aber erneut wieder angestiegen, noch viel höher als zuvor. Ihre roten Blutkörperchen hatten dramatisch abgenommen, dazu hatte sie noch Durchfall, Rota- und Noroviren, eine Superinfektion ihres geschwächten Körpers. Die Ärzte wechselten das Antibiotikum, machten eine Bluttransfusion. Und die Maschine pumpte. Und Lolas Brust hob und senkte sich. Ihre Arme und Beine von den vielen Nadeln zerstochen, ein Blutgerinsel an ihrer Stirn, weil die Nadel einmal falsch saß.

Und ich saß neben ihrem Bettchen. Ohne Kraft. Ohne Weg. Ohne Tränen. Leise und unhörbar sang ich ihr eines der Gute-Nacht-Lieder, das ich den Kindern abends immer sang. »Guten Abend, gute Nacht. Mit Rosen bedacht. Mit Nelklein besteckt, schlupf unter die Deck. Morgen früh, wenn Gott will, wirst du wieder geweckt ...« Ich konnte nicht mehr weitersingen, bei dem Gedanken daran, dass es vielleicht kein ... Ich schüttelte den Kopf, schob den Gedanken fort und sang weiter: »morgen früh, wenn Gott will, wirst du wieder geweckt ...«

Ich schluckte den Kloß hinunter, der sich in meiner Brust festgesetzt hatte und nahm das Fotobuch zur Hand. Um mich daran zu erinnern, wie Lola lachte und sie selbst war. Nicht diese Maschine. Sondern warm und weich auf meinem Schoß, sich anschmiegend. Und dann wieder strampelnd, ganz wild. Ich musste innerlich lachen und versuchte, daran zu denken, wie ich sie ganz bald wieder in meinen Armen halten würde, so wild und weich und rund. Nicht den Gedanken an etwas anderes zulassen.

Ich brauchte eine Pause. Langsam stand ich auf und schlich den grauen Gang der ITS hinunter, Schritt für Schritt. Wie oft war ich diesen Weg gegangen, von der ITS zur Neonatologie, in das Zimmer mit den Milchpumpen. Für die Mütter der Frühchen. Und solche wie mich. Deren Kinder über eine Flasche oder Sonde ernährt werden mussten. Das war alles, was ich gerade für Lola tun konnte. Dieses Lebenselixier abpumpen und ihr zuführen, diesen Teil meiner Energie. Der wenigen, die ich hatte.

Regelmäßig zog die Maschine meine Brust ein und aus. Erst tropfte die Milch, nach einigen Minuten strömte sie regelmäßig in das kleine Fläschchen, warm und sahnig. Noch am Morgen der Einlieferung ins Krankenhaus hatte Lola meine Milch trinken können, dafür war sie noch nicht zu schwach. Glühend heiß, mit glasigen Augen, die ins Nirgendwo schauten. Aber trinken konnte sie noch. Und ich hatte ihr zu trinken gegeben, sie gestillt, als könnte meine Milch ihre Lungen von dem Schleim freispülen, der sie am Atmen hinderte. Als könnte ich so das Fieber senken. Wenn ich es schon des Nachts mit den Wadenwickeln nicht geschafft habe, es unter 41 Grad zu bringen. Erschöpft hatte ich ihr irgendwann ein Zäpfchen gegeben und endlich schlafen können, so wie sie. Nur dass sich da die Keime in ihrer Lunge schon ausgebreitet hatten. Zu spät. Zu lange gewartet. Dabei war meine Mutter längst bei uns, hatte gekocht und mich in allem unterstützt. Ich hätte schon vorher ins Krankenhaus fahren können. Der laute schwere Atem, das Fieber, ihr Blick ins Leere. Aber ich war nicht gefahren.

Das erste Fläschchen war voll. Ich nahm ein zweites aus der Schublade und setzte die Pumpe wieder an. Das regelmäßige Brummen des Geräts beruhigte mich. Ich schloss die Augen und versuchte, meine Atemzüge dem Rhythmus der Pumpen anzupassen. Meine Gedanken begannen zu wandern. Wie hatte ich Lola durch meine negativen Gedanken nur so belasten können? Sie, diese kleine empfindsame Seele, so durchlässig und empfänglich für jede Stimmungsschwankung. Hing einmal der Haussegen schief, und schon hatte Lola Husten oder Schnupfen. All meinen Schmerz, meine Überforderung, meine

Hilflosigkeit hatte ich ihr gegenüber rausgelassen. Hatte meine Tränen und mein Selbstmitleid auf ihr, dem schwächsten Glied ergossen, anstatt meine Kräfte zu bündeln und nach einer Lösung zu suchen.

Meine Mutter hatte recht. Ich hätte die Nachbarn fragen können, Uta oder Anna. Alle hätten sie uns unterstützt. Oder eben Wolfgang. Aber ich wollte leiden, ich wollte es ihnen zeigen, dass ich schwach war, ihnen beweisen, dass ich es nicht schaffte. Und keiner mir half. Endlich Opfer sein dürfen, verlassen und hilflos. Und die anderen waren Schuld. Seht her, niemand hat mich erhört, niemand hat mir geholfen. Ricardo nicht, dem seine Arbeit wichtiger war, meine Mutter nicht, der ihre Termine wichtiger waren. Und all die Freunde waren sowieso mit sich selbst beschäftigt. Und ich war das Opfer. Nur leider war ich zu stark und widerstandsfähig gewesen, um selbst krank zu werden. Am Ende hatte es die Schwächste getroffen, Lola. Ihre Lunge, das Organ der Traurigkeit, hatte sich entzündet.

Dass meine negativen Gedanken und mein Selbstmitleid solch drastische Folgen haben könnten, damit hätte ich nicht gerechnet. Das hatte ich nicht gewollt. Und so saß ich seit Tagen stark und tapfer neben Lola und versuchte, ihr die Kraft zu geben, die ich selbst nicht hatte.

Eine der Stillschwestern hatte unseren kleinen Raum betreten, um gereinigte Fläschchen in die Schubladen zu sortieren. Sie schaute mich mit einem ungewöhnlich klaren und offenen Blick an. »Kann ich Ihnen helfen«, fragte sie und lächelte. Sie hatte etwas Mütterliches an sich.

Ich spürte, wie der Kloß, der meinen Hals schon seit Tagen verstopfte, hochwanderte und mir Feuchtigkeit in die Augen trieb.

»Sie dürfen Ihre Gefühle ruhig rauslassen. Das wird Ihnen gut tun«, sagte die Stillschwester. Konnte sie Gedanken lesen?

»Wissen Sie, es ist so schwer, immer stark zu sein«, antwortete ich mit einer Stimme, die vom Kloß fast verschluckt wurde. Sie nickte und lächelte. »Mütter sind auch nur Menschen. Keine Engel. Sie dürfen schwach sein.« Ich nickte und spürte, wie mir Tränen in die Augen schossen. »Weinen Sie nur. Das bringt alles wieder in Fluss«, sagte sie. Lächelte und verließ den Raum wieder, so plötzlich, wie sie gekommen war. Ein Engel hat zu mir gesprochen, schoss es mir in den Kopf.

Und schon wurde ich überwältigt von den Tränen, die ich seit einer Woche zurückgehalten hatte. Sie stürzten auf meine Brust, auf die Fläschchen und den Sessel. All die Anspannung und der Druck brachen sich Bahn. Ich durfte schwach sein. Ich durfte weinen. Ich hatte versagt. Aber ich durfte versagen. Ich war ein Mensch, ein einfacher Mensch nur. Ich musste nicht immer stark sein. Und ich ließ den Tränen freien Lauf, bis keine mehr kamen. Hier durfte ich weinen, hier durfte ich schwach sein. Es musste einen Weg dazwischen geben. Zwischen der »Muttermaschine« und dem verlassenen Kind.

Als ich am Abend mit der Straßenbahn nach Hause fuhr, lehnte ich müde meinen Kopf gegen die Scheibe. Einschlafen wollte ich, versinken in der Nacht, die draußen vor den Scheiben vorbeizog. Zum Fahrradfahren war ich zu schwach in diesen Tagen. Das einzige, was ich noch konnte, war mich tragen zu lassen. Irgendwo aussteigen und weiterschleichen. Selbst das Atmen kostete Kraft. Wie gut es tat zu wissen, dass ich so sein durfte, kraftlos und schwach.

Ich griff in meine Tasche und zog ein Büchlein heraus, das mir gestern zufällig in meinem Bücherregal ins Auge gefallen war. Das *LOL²A-Prinzip*. Von Egli, einem Schweizer Ökonom. Vor einigen Monaten hatte ich es in der Buchhandlung liegen sehen und nicht daran vorbeigehen können. Ein Prinzip nach Lola benannt, dazu noch von einem Ökonomen. Auch ich hatte Volkswirtschaft studiert.

Der Autor behauptete, in seinem Buch die wichtigsten Grundsätze für Glück und Erfolg zu vereinen. Dabei war das Büchlein recht dünn und dieser Anspruch mehr als fragwürdig. Aber das Schöne an den Ökonomen ist, dass sie es schaffen (oder zumindest es versuchen), sehr komplexe Zusammenhänge auf einige wenige Grundsätze zurückzuführen. Die erste Lektüre hatte mir damals keine bahnbrechenden Erkenntnisse beschert. Aber vielleicht gab mir das Buch in der jetzigen Situation eine neue Einsicht?

Zufällig öffnete ich es an einer beliebigen Stelle und begann zu lesen. Vom Loslassen. Dafür stand das erste LO in LOLA. Wenn man ein Ziel erreichen will, sei es wichtig, sich darauf auszurichten. Und dann loszulassen und weiterzuleben im Vertrauen, dass das Leben uns führen wird. Ohne sich Gedanken um den Weg zu machen. Denn in uns sei eine grenzenlose intuitive Intelligenz und Weisheit, die über weit mehr Wissen und Einsicht verfüge als unser begrenztes Kopfdenken. Sie würde uns Wege zeigen, die wir aufgrund einer überlegten Entscheidung niemals gehen würden.

Wenn wir unserem Gefühl und unserem Herzen vertrauen, kommen wir also viel eher zum Ziel, als wenn wir versuchen, unsere Probleme mit unserem beschränkten Verstand zu lösen.

In den schwarzen Scheiben der Straßenbahn sah ich die Reflexe meiner Mitfahrer, eingepackt in dicke Wintermäntel. Darunter verborgen ihre Gefühle und Ängste, so wie meine. Das Ziel nicht mehr aktiv verfolgen. Loslassen und vertrauen.

Und was tat ich? Saß neben Lola am Bett, starrte die Zahlenreihen an und versuchte, sie über die 85 % Marke zu zwingen. Versuchte, durch meinen Willen ihre Fieberkurve dauerhaft unter 38 Grad zu halten. Als könnte ich das willentlich beeinflussen. Zerfleischte mich in Selbstvorwürfen und gab mir die Schuld für ihre Erkrankung.

Nach dem *LOL²A-Prinzip* musste ich nur im Kopf haben, dass Lola gesund wird. Dass sie voller Kraft und Vitalität ist. Dieses Bild in mir sehen und mich darauf fokussieren und dann darauf vertrauen, dass das Leben sie wieder zur Gesundheit führen wird.

Ich blätterte weiter. Und las über das zweite Grundprinzip des Lebens und des Erfolges, die Liebe. Dafür stand das zweite L in LOLA. Liebe sei die stärkste Macht im Kosmos. Mit Liebe erreiche man alles im Flug.

Um andere Menschen lieben zu können, müsse man in erster Linie sich selbst lieben. So wie es schon in der Bibel stand. Liebe deinen Nächsten wie dich selbst. Mich annehmen und lieben, damit ich auch Lola annehmen und lieben kann. Wie oft scheiterte ich nicht genau daran? Ich verurteilte mich dafür, wie ich war. Grämte mich für meine Schwäche, für meine Kraftlosigkeit, für meine fehlende Energie. Von Annehmen oder Liebe konnte keine Rede sein.

Und Lola? Wie zweifelnd und kritisch ich sie oft anschaute. Weil sie immer noch nicht krabbelte oder die Zunge raushängen ließ. Wie komisch sie dann aussah. Da konnte von Liebe überhaupt keine Rede sein. Zumindest nicht von meiner in Stolz verkleideten Liebe. Sie lieben und annehmen, so, wie sie ist. Darum ging es.

Am Abend schrieb ich in mein Blog-Tagebuch.

Ich liebe mich, so, wie ich bin.
Ich liebe Lola, wie sie ist.
Ich brauche keine Krankheit,
um auf mich aufmerksam zu machen.
Ich habe schon alles.
Ich habe Kraft.
Lola hat Kraft.
Lola ist gesund.
Lola ist stark.

Egli schrieb, dass man seine Ziele immer so formulieren soll, als wären sie schon Realität. Das habe eine ganz andere Wirkung. Keine Verneinung, keine Wünsche. Sondern die eigenen Ziele im Präsens formulieren. Als seien sie schon Realität.

Wie ein Mantra schrieb ich immer wieder diese Sätze auf. »Ich liebe mich. Ich liebe Lola. Lola ist gesund. Lola lebt.« In vielen Variationen. Schon fühlte ich mich kraftvoller. Spürte, wie ein kleines Flämmchen wieder in mir brannte.

Ich musste nicht stark sein, ich musste keine Kraft haben. Nein, ich hatte Kraft, ich war stark. Lola musste nicht gesund werden. Sie trug ihr Leben und ihre Gesundheit längst in sich. Alles war da. Ganz ohne Kampf und Anstrengung. Ich musste nur darauf vertrauen und loslassen.

Voller Spannung und viel schneller als sonst legte ich am nächsten Morgen meine Jacke im Schrank der Schleuse zur ITS ab, streifte die Plastiküberschuhe über und wusch meine Hände mit dem Desinfektionsmittel. Ob es Lola besser ging? Ob mein Mantra, meine neue Sicherheit sich positiv auf ihre Werte ausgewirkt hatte?

Der Gang bis zu ihrem Zimmer erschien mir heute gar nicht so endlos grau wie sonst. Zum ersten Mal fiel mir auf, dass an den Wänden Dankeskarten von Eltern hingen. Fotos von gesunden lächelnden Kindern, die sich hier von schweren Krankheiten erholt hatten. Es gab ihn, den Weg nach draußen.

Noch bevor ich Lola anschaute, ging mein Blick auf die Angabe des Drucks, mit dem die Beatmungsmaschine arbeitete. 100 %. Dann auf die Anzeige der Sauerstoffsättigung. 87 %. Die Fieberkurve zeigt leichte Schwankungen um 38 Grad. Keine Änderung. Gar keine.

Enttäuscht ließ ich mich auf den Stuhl neben ihrem Gitterbettchen sinken. Ich hatte mehr erwartet. Ich war doch so zuversichtlich, so kraftvoll, so voller Liebe gewesen? Wieso nicht wenigstens irgendein Zeichen von Besserung? War ich zu ungeduldig? Konnte man so schnell nicht mit Besserung rechnen? Musste ich vielleicht bei Lola sein, damit sie meine Zuversicht spürte? Brauchte sie meine körperliche Nähe?

Ich öffnete meine Tasche und zog das *LOL²A-Prinzip* heraus. Vielleicht hatte ich einen wichtigen Teil übersehen? LO am Anfang stand für Loslassen. Das zweite L für Liebe. Und das A am Ende? Diesen Teil hatte ich gestern übersprungen.

Das A stand für das Prinzip Aktion = Reaktion. Genau das kommt zu uns zurück, was wir aussenden. Jeder Gedanke, jedes Wort von uns, kehrt eines Tages zu uns zurück. Wir sind verantwortlich für die Dinge, die uns geschehen. Sie sind die Antwort auf das, was wir vorher gelebt und gedacht haben. All meine negativen Gedanken. Wie ich versucht hatte, meine Mutter unter Druck zu setzen. Dass sie mir unbedingt helfen sollte. Wie ich darüber nachgedacht hatte, dass einer von uns im Krankenhaus landen würde. Entweder ich oder eines der Kinder. Genau das war Wirklichkeit geworden. Sollte es wahr sein, dass Lolas Erkrankung die Folge meiner negativen Gedanken war? Dass ich die Verantwortung dafür trug? Ich schüttelte mich. Zu schwer und erdrückend war diese Vorstellung.

Auf der anderen Seite. Wenn es stimmte, dass meine Gedanken solche Macht hatten, im negativen Sinne, dann sollten sie auch im positiven Sinne Macht haben. Dann sollte es gelingen, Lola wieder »gesund zu denken«. Mich mit all meiner Liebe, all meinem Vertrauen auf Lolas Heilung konzentrieren. Seit einer Woche gab es keine Besserung ihrer Werte, nur die Maschine hielt sie am Leben. Was konnte ich verlieren? Einen Versuch war es wert.

15 Uhr. Ich war mit Frau Sammler in der Caféteria verabredet. Jeden Mittwoch ging Lola zu ihr zur Frühförderung. Heute kam sie hierher. Gemeinsam gingen wir hoch, zur ITS.

Die meisten Besucher bekamen einen Herzstillstand, wenn sie Lola sahen. Aufgedunsen und verkabelt, unter Blinken und Piepsen. Stärkende Worte fanden die wenigsten. Weil sie selbst keine hatten. Oft musste eher ich die Besucher wieder aufbauen.

Frau Sammler lächelte ohne jedes Anzeichen von Schock oder Mitleid, als sie Lola sah. Sie hatte in 40 Jahren als Heilpädagogin sicher schon viel gesehen. Sie beugte sich über Lola und schaute sie durch ihre randlose Brille hindurch aufmerksam an. »Sie macht gar keinen schwachen Eindruck auf mich«, sagte sie. »Wie vital sie ist.«

Ich schaute irritiert auf Lola, die flach und schwer im Bettchen lag. Nur von der Maschine am Leben gehalten wurde.

»Schauen Sie, wie schön sie sich bewegt. Trotz Sedierung«, sagte Frau Sammler. »Das ist ein Zeichen für gute Lebensenergie.« Zu den Zahlenreihen und dem regelmäßig anschlagenden Alarm verlor sie kein Wort.

Tatsächlich. Lolas Händchen bewegten sich langsam auf und ab. Im Schlaf winkelte sie ihre Beine an und streckte sie wieder. Es war mir gar nicht aufgefallen. Seit Tagen hatte ich immer nur gesehen, was sie an Leben verloren hatte.

Aber Frau Sammler sah das, was sie an Leben noch in sich trug. Ihre Bewegung, ihre Vitalität, ihren Lebenswillen. »Es geht darum, in allem, was das Kind tut, das zu sehen, was es kann«, erinnerte ich mich an ihre Worte in einer der Frühfördersitzungen. Auch in dieser extremen Situation.

Da war sie, die Besserung, auf die ich gehofft hatte. Unsichtbar für die Maschinen, ohne Niederschlag als messbare Zahl. Aber sichtbar für jedes Auge, das sehen konnte. Lolas Lebenswille, ihre Vitalität. Wie blind war ich gewesen.

Als ich Frau Sammler durch die Schleuse wieder nach draußen begleitete, empfahl ich ihr, sich nach dem Besuch die Hände zu desinfizieren. Um keine Erreger mitzuschleppen.

»Ich habe so oft mit kranken Kindern zu tun. Und habe

mich noch nie angesteckt«, sagte Frau Sammler. »Da könnte ich die Frühförderstelle gleich zumachen, wenn ich mit solchen Kriterien an die Arbeit ginge.« Und sie lächelte mich an und gab mir mit kräftigem Druck die Hand.

Noch ein Engel hatte zu mir gesprochen. Die sonst so ernsthafte und im Diesseits verankerte Frau Sammler schien sich mit Herrn Egli verbündet zu haben. Lola war voller Vitalität. Statt Angst vor Krankheit zu haben, brauchte ich Vertrauen. Ungläubig stieg ich die Treppe zur Caféteria hinunter.

Mein Handy klingelte. Jörg, ein alter Kollege vom Institut. Ich würgte einen Bissen Käsebrötchen hinunter und drückte auf »Anruf annehmen«. Ob ich heute Abend Lust hätte auf eine Skatrunde im »Café Cantona«. Sie brauchten noch einen Dritten.

Skat? Lola lag im künstlichen Koma im Krankenhaus und kämpfte um ihr Leben, und ich ging Skat spielen? Zwei Minuten später hatte ich mich für halb neun Uhr zum Skat und einem Bier verabredet.

Es kam mir unwirklich vor. Aber ich freute mich auf den Abend. Ausgehen mit Freunden, Bier trinken, lachen. Das Leben war mehr als dieses Krankenhaus. Lola trug alles in sich, was sie zum Gesundwerden brauchte. Krankheit fand im Kopf statt. Ich brauchte nur zu vertrauen.

Nach drei Stunden im Café Cantona, ohne Sorgen und Gedanken um Lola, spürte ich ganz neue Energie in mir. Wie es half, ein paar Stunden lang an etwas anderes zu denken. Das Leben wieder pulsieren zu spüren. Es war, als hätte ich neue Kraftreserven in mir aktiviert.

Lange genug hatte ich erfolglos versucht, durch permanente Sorge um Lola ihren Zustand zu bessern. Endlich hatte ich mich getraut, mir auch einmal etwas Gutes zu tun. Mich ohne schlechtem Gewissen um mich zu kümmern.

Nicht zuletzt Frau Sammler hatte mir dabei geholfen, mich wieder positiv auszurichten. Das Seil des Vertrauens zu ergreifen und loszulassen. Indem sie mir in Lolas gleichbleibend lebensbedrohlichem Zustand den Trend zur Besserung gezeigt hatte.

Als ich die Wohnungstür öffnete, duftete das Haus nach Weihnachten und Kindheit. Auf dem Küchentisch stand ein Adventskranz, Kerzen brannten, auf dem Herd stand Glühwein. In der Pfanne war noch ein Rest Essen für mich. Im Wohnzimmer hörte ich Ricardo und meine Mutter lachen.

Wie dankbar war ich meiner Mutter. Dass sie hier war und uns unterstützte. Seit sie wusste, wie es um Lola stand, war sie da und nicht von unserer Seite gewichen. Sie kümmerte sich um die Wohnung und um Greta. Bereitete mit aller Liebe das Essen zu. Sodass ich alle freie Zeit bei Lola verbringen konnte.

Sooft mir ihre Fürsorglichkeit manchmal zu viel war oder aber zu wenig, im Moment gab sie mir genau die Kraft und den Rückhalt, den ich brauchte, um für Lola da zu sein.

Auch Ricardo war sofort aus Spanien zurückgekommen. »Wenn du Lola noch einmal lebend sehen möchtest, solltest du jetzt kommen«, erinnerte ich mich an meine Worte. Am nächsten Tag war er da.

Wie dankbar war ich den beiden, dass sie mir den Rücken frei hielten, damit ich so viel Zeit bei Lola verbringen konnte. Wie wenig war ich mir in diesen Tagen darüber bewusst gewesen.

Ich öffnete mein Notebook, um einen Eintrag über Lolas Gesundheitszustand in »Lolas verrückte Welt« zu schreiben. Vor allem für die Familie in Spanien. Und alle anderen, die sich um ihr Schicksal sorgten.

Ich habe entschieden, dass es mit Lola wieder bergauf geht. Dass sie stark ist. Dass sie wieder gesund wird, ganz schnell. Sie hat die Kraft, sie ist vital, sie will sich bewegen, lachen, krabbeln. Lola! Und ich danke euch so sehr für all eure lieben Wünsche und Gedanken – und den leckeren Kuchen, liebe Annette. Sie haben mich stark gemacht in diesen Tagen. Und Lola braucht eine starke Mama. Den starken Papa hat sie zum Glück auch wieder.

»Ich habe entschieden, dass es mit Lola wieder bergauf geht.« Das klang irrwitzig. Als könnte ich das beeinflussen. Aber aus irgendeinem Grund empfand ich es so. Sie würde wieder zu Kräften kommen. Sie war auf dem Weg der Besserung. Ich hatte meine Lektion gelernt. Musste ich erst mit Freunden ausgehen und Bier trinken und ein Stück wieder ich selbst werden, um all das sehen zu können? Dankbar klappte ich das Notebook zu. Voller Vorfreude auf den nächsten Tag.

Und das Wunder geschah. Als mein Blick am nächsten Morgen auf die Druckanzeige des Beatmungsgerätes ging, zeigte sie 80 %! Eine Woche lang war dort immer nur die verfluchte 100 zu sehen gewesen. Voller Druck. Und jetzt, zum allerersten Mal seit 10 Tagen stand dort eine 80! Sie hatten den Druck gesenkt. Und dazu hatte Lola eine Sauerstoffsättigung von 90 %. Ich jubelte.

»Sie sind ein Engel!«, rief ich der Schwester zu, die Lola gerade über die Sonde meine Milch gab.

»Ich tue nur meine Pflicht«, antwortete sie. »Atmen muss Ihre Tochter ganz alleine.« Ein Lächeln um ihren Mund war nicht zu übersehen.

»Frau Mahlstedt, wir müssen Geduld haben«, sagte die Ärztin bei der Visite. »Ihre Tochter ist immer noch in einem sehr kritischen Zustand. Es kann jederzeit zu Rückschlägen kommen. Es wird noch eine Weile dauern, bis sie wieder alleine atmen kann. Die Kinder gewöhnen sich an die Unterstützung durch die Atemmaschine.«

»Aber der Druck konnte doch schon gesenkt werden«, erklärte ich, als sei ich die Expertin.

Sie lächelte mich aufmunternd an. »Aber Lola wird noch mit einem sehr hohen Druck beatmet. Und hat trotzdem nur eine Sauerstoffsättigung von höchstens 90 %. Die sollte bei 95 % liegen, ganz ohne Atemmaschine. Sie müssen Geduld haben. Auch weil wir das Beruhigungsmittel nur langsam reduzieren können. Sonst würde sie zu starke Entzugserscheinungen bekommen.«

Ich musste Geduld haben. Die Sicherheit in mir fühlen. Und für jeden kleinen Schritt dankbar sein. Jeden kleinen Schritt. Lola war auch nicht über Nacht krank geworden.

In den nächsten Tagen feierte ich jedes Prozent weniger Beatmungsdruck. Aber auch jedes Jammern, das aus Lolas Mund kam. War es doch ein Zeichen von Entzug und damit von der Rückkehr des bewussten Lebens in ihren ruhiggestellten Körper. Ich cremte und wickelte, pflegte und wusch sie und freute mich über jedes Lebenszeichen.

Dankbarkeit fühlen und Liebe. Die ganze ITS erschien mir auf einmal wie ein Heer von Engeln, die nur dafür da waren, Lola gesund zu machen. Ich bedankte mich bei den Schwestern für ihre langen Nachtwachen, ihre liebevolle Art und all ihre Fürsorge. Die Maschinen, die Lola schon so lange am Leben erhalten hatten, hauchten ihr neue Energie ein. Durch die Schläuche rann Lebenselixier. Welche Wandlung meiner Wahrnehmung. Und Lola sah jeden Tag entspannter aus.

»Wundern Sie sich nicht, wenn Sie Ihre Tochter sehen«, sagte die Oberschwester an einem Morgen. Sie hatte ein schelmisches Grinsen auf dem Gesicht. Ich sprang in Lolas Zimmer, und traute kaum meinen Augen. In einem sonnengelben Strampelanzug lag sie in ihrem Bett. Etwas blass und schwächlich, aber mit offenen Augen. »Sie hat sich heute Nacht den Tubus selbst gezogen. Bei einem Hustenanfall rausgehustet«, erklärte mir die Schwester.

»Lola, du bist wach!«, rief ich. Kaum konnte ich meine Fassungslosigkeit verbergen. Vor wenigen Tagen hatte die Ärztin gesagt, dass wir uns gedulden müssen. Doch Lola hatte den Prozess der langsamen Abgewöhnung und des eigenen Atemtrainings abgekürzt und sich selbst von der Maschine befreit.

Eine halbe Stunde später lag Lola dünn und viel knochiger als noch vor zwölf Tagen auf meinem Arm und trank meine Milch. Ich konnte sie noch stillen. Mit welchem Stolz mich das erfüllte. Sie schaute mich an, als sei ich ein fremdes Wesen. Hoffentlich hatte sie durch den einmaligen Sauerstoffabfall in der Nacht nicht alles vergessen. Ich traue mich nicht zu fragen. Diese Möglichkeit nicht zulassen.

Zwei Tage später stand ich mit Lola in der Trage vor der Klinik und wartete auf ein Taxi. Entlassen. Auf eigenes Risiko und nach unzähligen Unterschriften. Mit der Diagnose Bronchitis und einem Berg an Rezepten, Medikamenten und Inhalier-Gerät im Gepäck. Aber entlassen. Mit der Gewissheit in mir, dass Lola gesund war. Und zu Hause schneller zu Kräften kommen würde als auf der Nachsorgestation, mit einer Schwester auf zehn Kinder.

Zu Hause. Unter der liebevollen kulinarischen Versorgung meiner Mutter, den Witzen und Lachern meines Bruders und dem wilden Geknuddel von Greta. Und mit all der Liebe von Ricardo und mir. Und falls es medizinische Probleme geben sollte, war auch mein Vater als Arzt da.

So kehrte Lola pünktlich zum Nikolaustag nach knapp zwei Wochen Klinikaufenthalt nach Hause zurück. Und hat seit diesem Tag kein Krankenhauszimmer mehr von innen sehen müssen.

Lesen – früh übt sich

Ich verbrachte eine Woche im Bergischen Land bei meinen Eltern. Ausspannen mit den beiden Mädels auf dem Lande, bei Katzen und Pferden. Mich verwöhnen lassen. Und weil die »Westdeutsche Down-Syndrom Ambulanz« sich in der Nähe befand, hatte ich die Gelegenheit ergriffen, dort ein Seminar zu besuchen. Thema »Frühes Lesen«.

Die Referentin war Martina Zilske. Sie war Sonderschullehrerin von Beruf und Mutter zweier Töchter mit Down-Syndrom, Adoptivmutter. Von Anfang an hatte sie die beiden intensiv gefördert, unter anderem mit der Methode des »Frühen Lesens« nach Maquarie und Oelwein. Heute stellte sie diese Methode und ihre Erfahrungen im Rahmen eines Tagesseminares in Velbert vor.

Frau Zilske hatte ihre beiden Töchter mitgebracht. Marie, 10 Jahre, und Lily, 8 Jahre alt. »Kommt mal vor, ihre beiden«, rief sie. Und zwei strohblonde Mädchen mit langen Zöpfen, süßen Brillen und dahinter blitzenden Augen sprangen nach vorne. Elegant wie zwei Rehlein. Gar nicht so behäbig und eckig wie andere Kinder mit Down-Syndrom. Vielleicht hatten sie ein bisschen breitere Gesichter und eben die schrägen Augen. Aber sonst? Ganz normale kleine Mädchen waren das. In ihren verwaschenen Jeans mit Aufnähern drauf und frechen Ringelpullovern.

»Lily wird Ihnen jetzt eine Seite aus ihrer Fibel vorlesen«, sagte Frau Zilske. Lily ging in die zweite Klasse einer Regelschule. Sie sei von Geburt an sehr hypoton gewesen, erklärte Frau Zilske, und habe wegen der schlechten Mundmotorik von Anfang an starke Probleme beim Sprechen gehabt und demzufolge auch beim Lesen. Lily begann langsam zu lesen, etwas stockend, die Buchstaben bei vielen Worten langsam zusammenziehend, aber doch verständlich. Eine Seite Text. Hochkonzentriert. Die Zuhörer waren begeistert.

Dann war Marie dran, die Ältere. »Marie liest Ihnen jetzt das erste Kapitel aus ihrem Lieblingsbuch vor. Marie, bitte.« Und Marie las absolut flüssig das Kapitel vor. Mit einwandfreier Betonung. Sodass wir Zuhörer der Geschichte ohne Problem folgen konnten. Das Mädchen sollte Down-Syndrom haben? Unglaublich. Wir klatschten begeistert.

»Danke euch«, sagt Frau Zilske mit sichtbarem Stolz. »Ihr wisst, wie ihr wieder nach oben zu den anderen Kindern kommt, oder? Mit dem Fahrstuhl in den zweiten Stock und dann rechts durch die Glastür.«

»Ja, Mama, wir kennen den Weg«, entgegnete Marie, und schon hüpften die beiden davon. Zwei ganz normale Schulmädchen. Nie und nimmer hätte ich das erwartet.

Frau Zilske war der Stolz über ihre beiden Töchter anzusehen. Das Produkt ihrer Arbeit, dachte ich. Der lebende Beweis, wie gut ihre Methode funktionierte. Frau Zilske war Sonderpädagogin und damit vom Fach. Sie hatte es sich vermutlich zum Ziel gesetzt zu zeigen, wie die ideale Förderung eines Kindes mit Down-Syndrom aussehen kann. Verrückt, dachte ich. Oder genial?

Seit dem Moment, wo die Mädchen alleine sitzen, etwas geben und hinlegen konnten, hätte sie angefangen, mit ihnen zu arbeiten, erklärte Frau Zilske. Jeden Tag, und das regelmäßig.

Lola konnte schon sitzen und geben. Und sie legte Kugeln und Steine in Behälter, also auch hinlegen. Sollte ich auch schon mit ihr anfangen können? Mit 15 Monaten lesen lernen?

Zuerst hätten die Kinder gelernt, identische Bildkarten einander zuzuordnen. Im Grunde ein Bilderlotto. Sie habe immer eine Karte auf den Tisch gelegt und das Kind musste auf Aufforderung hin die passende Bildkarte darauf legen. ›Leg den Ball auf den Ball‹. Schafften sie das, habe sie die Menge der Bildkarten bis auf neun erhöht.

Dabei ging es vor allem darum, dass die Kinder das Prinzip der Zuordnung erlernen. Und ihre visuelle Diskriminierungsfähigkeit schulen. Als Material benutzte sie die GuK-Karten von Frau Prof. Etta Wilken, die man beim Down-Syndrom-Infocenter bestellen konnte. Die waren schön groß und fest, genau richtig für kleine Kinderhände. Für die Übungen brauchte man zwei Sätze Karten, damit man immer alles doppelt hatte.

Im nächsten Schritt machte man das gleiche mit Wortkarten. Anstelle von Bildern mussten die Kinder nun geschriebene Worte einander zuordnen. Auch bis zu neun auf einmal.

Kleine Kinder mit Down-Syndrom, nicht viel älter als Lola, sollten neun Worte erkennen und voneinander unterscheiden können? Was normal entwickelte Kinder im Alter von sechs Jahren in der Schule lernen? Wie sollte das gehen?

Frau Zilske erklärte, dass es dafür reichte, die Form des Wortes zu erinnern, ähnlich wie die Details bei einem Bild. Seine Gestalt, nicht die Abfolge der einzelnen Buchstaben. Kinder mit

Down-Syndrom hätten ein sehr gutes visuelles Gedächtnis, sodass sie sich Bilder und deren Details sehr gut merken können. Das kam ihnen bei einer solchen Aufgabe zugute.

Erst im letzten Schritt, so Frau Zilske, müssten die Kinder die Worte wirklich erkennen und benennen können. Man zeigte dem Kind die bereits eingeführte Wortkarte mit der Frage »Was steht hier?«. Und das Kind musste die Wortkarte benennen bzw. die passende Gebärde dazu machen.

Doch auch dafür mussten die Kinder nicht wirklich lesen können, d. h. die einzelnen Buchstaben zu einem Wort zusammenziehen. Sondern es reichte, wenn sie sich an die Wörter als Ganzes erinnerten. Und sie mit seiner Bedeutung assoziierten. Ganzwortlesen, nannte man das.

Und wozu diese Übung? Was sollte eine Zuordnung von Bild- und Wortkarten bringen? Bei einem so kleinen Kind? Beim »Frühen Lesen« ging es nicht darum, dass die Kinder lesen lernten. Sondern sie sollten Sprechen lernen. Und die Wortkarten stellten visuelle Erinnerungshilfen für die gesprochenen Worte dar. »Frühes Lesen ist so etwas wie ›Hören mit den Augen‹«, erklärte Frau Zilske.

Denn wenn man ein Wort ausgesprochen hat, vergeht es wieder. Jeden Laut hört man nur einige Millisekunden. Dann wird er schon vom nächsten abgelöst. Ein unendlicher Strom von Lauten. Ein geschriebenes Wort hingegen steht da. Man kann es anschauen. Immer wieder. Es ist aus dem Lautstrom herausgelöst, in Isolation.

Frau Zilske erklärte, dass Kinder mit Down-Syndrom ein sehr schlechtes Gedächtnis für akustische Informationen haben. Ein normal entwickeltes Kind mit 13 Jahren kann sich im Durchschnitt sieben akustische Einheiten, z. B. Silben merken. Ein altersgleiches Kind mit Down-Syndrom hingegen nur vier. Diese eingeschränkte Speicherkapazität hat zur Folge, dass sie allein über das Zuhören Sprache nur unzureichend und verstümmelt lernen.

Die Methode des »Frühen Lesens« stellt somit eine Möglichkeit dar, die Schwächen im Bereich des akustischen Gedächtnisses im visuellen Bereich zu kompensieren. Denn Kinder mit Down-Syndrom haben – wie gesagt – ein sehr gutes Gedächtnis für visuelle Informationen. Das Gute am ›Frühen Lesen‹ war also, dass das Kind über beide Sinneskanäle lernen konnte, den akustischen und den visuellen.

Mit der Methode kann man den Kindern nicht nur Worte, sondern auch Satzmuster vermitteln, so Frau Zilske. Wenn die Kinder 50 bis 80 Wörter lesen können, kann man beginnen, kleine Sätze lesen zu lassen. So wie ›Das ist ein Buch‹. Oder ›Ich will den Apfel essen‹. Das Kind muss die Worte natürlich nicht alle sprechen können, sondern kann auch Gebärden benutzen.

Wenn man diese einfachen Satzmuster oft genug übt, wird das Kind die Abfolge irgendwann in seine Spontansprache übernehmen. Zumindest wenn man es einfordert. Denn von sich aus sind viele Kinder mit Down-Syndrom eher ›wortfaul‹ und sagen lieber nur Baum, anstatt ›Das ist ein Baum‹.

Ein ganz wichtiger Nebeneffekt dieser Methode, erklärte Frau Zilske, sei auch ein erzieherischer. Man bringt dem Kind bei, sich regelmäßig an einen Tisch zu setzen und genau das zu machen, was man von ihm verlangt.

Damit die Methode funktioniert, muss man regelmäßig arbeiten. Es muss zu einer Gewohnheit werden, wie das tägliche Zähneputzen. Und es sei ganz wichtig, nicht locker zu lassen. Auch wenn sich das Kind verweigert, versucht so zu tun, als könnte es das nicht. Denn das ›kann ich nicht‹ oder ›will ich nicht‹ sind ganz typische Verweigerungshaltungen, besonders bei Kindern mit Down-Syndrom. So vermeidet man Anstrengung. Und das darf man als Eltern nicht durchgehen lassen.

Wenn das Kind merkt, dass es sich auf diese Wiese vor Anstrengung drücken kann, entwickelt sich etwas, was man in der Psychologie als »erlernte Hilflosigkeit« bezeichnet. Die Gefahr besteht darin, dass Eltern die Erfüllung der Aufgabe nicht einfordern, aus Sorge, das Kind zu überfordern. Und genau deswegen lernt das Kind die Aufgabe nicht und kann es am Ende wirklich nicht. Ein Teufelskreis. Durch den sich das Kind in seiner Entwicklung selbst behindert. »Sekundäre Behinderung« nennt man das auch.

Denn Lernen erfordert Erfahrung. Ohne Erfahrung und Übung kein Lernerfolg. Wenn ich nicht laufe, kann ich auch nicht schnell und flüssig laufen lernen, rennen oder hüpfen. Wenn ich Worte nicht nachspreche, kann ich auch nicht schnell und genau sprechen lernen.

Jedes normale Kind spricht von Natur aus die Worte nach, die es in seiner Umgebung hört. Ganz oft. Immer wieder. Um sie zu lernen, zu erinnern. Die genaue Aussprache zu automatisieren. Immer wieder wird es die Eltern auffordern, ihm ein Wort vorzusprechen, indem es auf etwas zeigt. Und anschließend das gehörte Wort wiederholen, so gut es das eben kann.

Wenn ein Kind das aber vermeidet, dann wird es auch nicht sprechen lernen. Durch das »Frühe Lesen« wird das Kind dazu angeleitet, diesen im Grunde natürlichen Vorgang des Nachsprechens unter Anleitung zu vollziehen. Damit es dieselbe Übung bekommt wie andere Kinder von ganz alleine.

Ich bringe durch das »Frühe Lesen« dem Kind also bei, an einer Sache dran zu bleiben. Die Worte ganz oft zu wiederholen. Und Freude dabei zu haben.

Was für ein tolles, hochinformatives Seminar. Ganz voll und bereichert stand ich vor der Klinik und wartete auf meinen Vater, der mich mit dem Auto abholen wollte. Ich war froh zu wissen, was bei guter Förderung alles möglich war. Und dankbar, dass uns Frau Zilske so detailliert die Mittel erklärt hatte, dort hinzukommen. 15 Minuten am Tag. Erst Bilder-Lotto. Dann Wort-Lotto. Dann Sätze lesen. Das sollte zu schaffen sein. Lesen lernen mit 1,5 Jahren. Auf dass Lola in die Sprache kam. Das war es mir wert.

Mutter werden
ist nicht schwer ...

Angefangen hat alles eigentlich damit, dass meine Mutter uns zu Weihnachten einen Trockner schenken wollte. Einen von denen, die eine ganze Ehe lang halten. Oder bestimmt 20 Jahre. Damit ich nicht mehr die ganze Wäsche auf- und wieder abhängen muss. Das sei doch eine unglaubliche Arbeitserleichterung. Aber ich wollte keinen Trockner zu Weihnachten. Na gut, dann aber wenigstens eine Feng-Shui-Beratung. Renate, eine Freundin von ihr aus Berlin, macht so was.

Anfang Januar stand meine Mutter zusammen mit Renate vor unserer Tür. Renate trug eine Pelzjacke, eine Pelzmütze und in der Hand einen Kompass. Als wollte sie zum Nordpol. Aber sie wollte nur die Ausrichtung unserer Wohnung bestimmen. Die sei der Schlüssel für die Aufteilung und Gestaltung der Räume. In Kombination mit den Geburtsdaten seiner Bewohner. Hoch kompliziertes Verfahren.

Zwei Wochen dauerten ihre Berechnungen. Dann erklärte sie mir detailliert, wie ich unsere Wohnung umgestalten könne, um darin glücklich zu werden. Leider sei sie vollkommen falsch ausgerichtet für mich, schon beim Betreten sei all meine Energie verloren. Aber durch sattes Gelb in der Küche, kräftiges Rot im Flur und lindgrüne Kinderzimmer sei einiges zu retten. Dann noch das Wohnzimmer zum Schlafzimmer umgestalten, für Ricardo einen eigenen Arbeitsbereich schaffen, Schranktüren an die offenen Regale, den Inhalt der Schränke um die Hälfte reduzieren, Keller rigoros ausmisten. Zwei Stunden dauerten ihre Ausführungen.

Und ich war einen Monat lang beschäftigt. Unser Haushaltskonto nach wiederholten Baumarkt- und Möbelhausbesuchen um mehrere Tausend Euro leichter. Und die Wohnung nicht wiederzuerkennen.

Tonnen an Büchern karrte ich ins Antiquariat, die Kleidungsstücke ins Sozialkaufhaus. Die besseren Stücke, egal ob Möbel, Kinderspielzeug, Matratzen oder Lolas Laufstall, verkaufte ich. Die Hälfte des Kellers ließ ich von der Müllabfuhr abholen, die freundlicherweise für 20 € ins Haus kommt.

Beim Streichen der Räume entdeckte ich die beruhigende Wirkung von Pinselstrichen. Jeden Abend eine Wand, wenn die Kinder schliefen. Erst Gelb, dann Rot, dann Grün, dann Rosa. Nach ein paar Wochen waren die Wände bunt und ich tiefenentspannt. Und zufrieden mit dem Ergebnis meiner Arbeit.

Zuvor hatte ich oft hektisch eine Stunde damit zugebracht, die Wohnung in Ordnung zu bringen. Jetzt war eine große Ruhe über mich gekommen. Ich saß da, horchte in mich hinein und wartete. Was wollte ich tun? Worauf hatte ich wirklich Lust? Solange ich keine eindeutige Antwort hörte, blieb ich einfach sitzen.

»Mama, wills Du Kaffee?«, fragte Greta und legte den Kopf schief.

»Ja gerne, eine Tasse mit Milch bitte«, antwortete ich.

»Muss du kommen und kochen«, sagte Greta. »Komm, Kaffee kochen.«

Und da ging ich mit ihr in die Küche und holte ihre rote

Puppen-Kaffeemaschine vom Schrank. Und wir kochten Kaffee und ließen es tropfen und verloren uns in der Zeit. Gretas Wangen glänzten, draußen wurde es dunkel, und mein Herz schlug ruhig und langsam. Und der Geschirrberg neben der Spüle war heute ganz egal. Nur Greta zählte und ihr Kaffee und die Zeitlosigkeit eines Nachmittags im Kinderland.

Plötzlich kam ein lauter Rums aus dem Kinderzimmer. Und Lolas Jaulen. Wir stürzten ins Kinderzimmer. Wo Lola unter einem Haufen Büchern begraben lag, Lieder- und Märchenbüchern, den allerschwersten. Sie schrie und zeigte auf ihr Bein, das unter dem »Großen Andersen Märchenbuch« hervorschaute. Ich befreite sie. Lola brüllte. »Soll ich dir was vorsingen?«, fragte ich. Das half immer.

Heile, heile Segen.
Ist ja nicht so schlimm.
Kätzchen hat ein Schwänzchen,
ist ja nicht so schlimm.
Heile, heile, Mäusedreck.
In hundert Jahrn ist alles weg.

Dieses Lied war das beste Beruhigungsmittel in allen schmerzvollen Lagen. Brachte selbst den größten Schreikrampf zu Ende. Lola gebärdete ›mehr‹. Mehr singen. Ich öffnete das große gelbe Liederbuch, Lolas absoluten Liebling zurzeit. »Abe«, sagte Lola, ihr Ausdruck für Katze. Und ich sang, »ABC, die Katze lief im Schnee«. Lola wiegte ihren Oberkörper im Rhythmus, lallte mit und gebärdete Katze. Zwei Finger an den Mund, die Schnurrbarthaare. Ihre Augen strahlten.

Eine kleine Träne auf ihrer Wange erinnerte daran, dass sie vor drei Minuten noch ganz aufgelöst war. Wie schnell sie von einem extremen, emotionalen Zustand in den gegenteiligen wechseln konnte. Mehr, gebärdete Lola, als das Lied zu Ende war. »Was müssen das für Bäume sein?«, fragte ich. Und sie gebärdete schon den Elefanten. Und wir sangen. Von Seite 3 bis Seite 70. Bis mir der Hals kratzte und die Uhr halb sieben zeigte. Anderthalb Stunden lang. In unseren farbenfrohen vier Wänden. Aufgelöst im Gesang, in der Musik und im Moment. In Lolas Strahlen und Gretas Kaffee. Feng-Shui und Renate sei Dank.

Welch wunderschöne Tage. Ohne Zeit. Ohne Gestern und Morgen. In denen ich es schaffte, mich ganz auf die Kinder einzulassen. Auf ihre Wünsche und Bedürfnisse. Ganz bei ihnen zu sein. Doch nicht immer hatte ich die Ruhe und Geduld, die es dafür brauchte.

Es war Anfang März, und draußen strahlte die Sonne. Ich wollte raus und die ersten warmen Strahlen der Frühlingssonne genießen. Lola lag schon in ihrem Anzug eingepackt auf dem Boden. »Greta, komm, Schuhe anziehen. Wir gehen raus«, rief ich und schlüpfte in meine Stiefel.

»Ne, will noch spielen«, kam aus dem Kinderzimmer.

»Greta, ich setze Lola jetzt in die Trage. Dann kann ich dir beim Schuhe anziehen nicht mehr helfen. Komm jetzt bitte.«

Aber Greta kam nicht. Sie spielte weiter. Ich fragte noch mal. Wieder war ihre Antwort nein. Gut, dann blieb sie eben zu Hause bei Ricardo, der im Wohnzimmer saß und an einem Übersetzungsauftrag arbeitete. Erst als ich die Wohnungstür öffnete, um zu gehen, kam sie aus dem Zimmer gestürzt.

»Nein, nicht gehen«, schrie sie.

»Ich hab dir gesagt, dass wir raus wollen. Wenn du mitkommen willst, zieh dich an und komm. Ich gehe mit Lola schon mal runter.«

Während ich die drei Stockwerke nach unten ging, hörte ich Greta oben brüllen und toben. Ich solle ihr helfen beim Anziehen. Ihre Schuhe. Ich solle warten. Irgendwann Ricardos energische Stimme.

Wieso kam sie nicht einfach, wenn ich sie darum bat? Ich hatte gesagt, dass ich gehe. Und wenn ich einmal sagte, ich gehe, dann ging ich auch. Sie wusste das. Sie konnte sich alleine anziehen.

Minuten später kam Greta unten an. Tränen überströmt. Ihre Schuhe verkehrt herum an den Füßen. Die Jacke in der Hand. Als ich sie in den Kinderwagen setzen wollte, schrie sie, dass sie selbst laufen wollte. Drehte und wendete sich in meinen Händen. Kaum konnte ich sie bändigen mit Lola vor der Brust, nun ebenfalls brüllend. Mein Herz raste.

›Gleich sind wir auf dem Spielplatz. Gleich sitzen wir in der Sonne. Dann ist alles gut‹, repetierte ich innerlich. Schloss die Kinderwagengurte und schob den Wagen an.

Fünf Minuten später schlief Lola in der Trage ein. Greta beruhigte sich. Und mein Herz schlug wieder langsamer.

Auf dem Spielplatz kletterte Greta sofort auf die Rutsche und spielte in dem kleinen Häuschen unter der Rutsche. Ich setzte mich auf eine der Bänke am Sandkasten. Lola schlief in der Trage vor meiner Brust. Die Märzsonne wärmte meine Stirn.

Wie schaffte es Greta immer wieder, mich innerhalb von Sekunden auf die Palme zu bringen? Ich verstand es nicht. Wieso war ich oft so unflexibel und hart mit ihr? Ich hätte auf sie warten können. Sie nicht oben zurücklassen müssen. Schließlich war sie aus dem Zimmer gekommen. Ich sollte etwas mehr Geduld mit ihr haben.

Greta kam zum Sandkasten. Nahm eine rote Schaufel, die ein anderes Kind dort hatte liegen lassen, und begann, Sand in ein Förmchen zu schippen. »Mama, wills du Kuchen?«

»Oh ja, gerne. Ein Stück Schokokuchen«, gab ich zurück. Und freute mich über mein Mädchen, ihre süßen braunen Augen und das Blitzen darin.

Da kam ein kleiner Junge mit brauner Schirmmütze auf sie zugeschossen und riss an der Schaufel in ihrer Hand. »Die Schaufel gehört dem Tim. Gib sie ihm bitte!«, sagte eine blonde, etwas kräftigere Frau und schaute mich auffordernd an.

»Meine, das ist meine Schaufel«, heulte Greta und krallte sich an der Schaufel fest, an deren anderem Ende der Junge zog. Der Blick der blonden Frau wurde ernster.

Mir brach der Schweiß aus. Warum hatten wir nur kein eigenes Sandspielzeug dabei? Immer vergaß ich es. Ich trat zu Greta und nahm ihr die Schaufel aus der Hand. Sie brüllte und warf sich strampelnd in den Sand. Ich reichte dem Jungen seine Schaufel. Mit triumphierendem Gesichtsausdruck rannte er davon. Wahrscheinlich um Kiesel auf die Rutsche zu schippen.

Ich ging zu meiner Bank zurück und setzte mich. Greta brüllte weiter. Lola schlief immer noch in der Trage. Sie hatte von alledem nichts mitbekommen. Wenn eines der Kinder zurzeit eine Belastungsprobe im Alltag für mich darstellte, so war es jedenfalls nicht Lola.

Als wir wieder nach Hause kamen, ließ sich Greta im Flur fallen und wollte, dass ich ihr beim Ausziehen helfe. Lola weinte, weil sie Hunger hatte. Die Küche stand voller Geschirr und den Resten des Frühstücks. Und Ricardo saß in seinem neu gestalteten Arbeitszimmer und arbeitete. Durch die Tür hörte ich Neil Young. Das neue Glück in unseren vier Wänden hatte ich mir anders vorgestellt.

Ich öffnete Ricardos Zimmertür. »Kannst Du heute vielleicht was zu Mittag kochen?«, fragte ich ihn.

»Gleich. Ich muss noch was fertig machen.«

»Jetzt, bitte«, antwortete ich und schloss die Tür.

Zehn Minuten später begann er zu kochen. Eine dreiviertel Stunde später war das Essen fertig. Endlich am Tisch. Sitzen. Essen. Tief und lange atmete ich durch.

Aber Greta brauchte noch eine Gabel.

Und Lola ihr Lätzchen.

»Mama, ich will die rosa Tasse. Nicht die grüne. Die ist doof.«

Und die Käsereibe fehlte.

Lolas Löffel lag auf dem Boden.

Und Greta wollte doch lieber den Froschteller.

Als dann auch noch Ricardo mich bat, ihm die Topflappen zu reichen, wo ich gerade schon stand, da hätte ich am liebsten laut aufgeschrien und wäre aus der Küche gerannt.

Wie glücklich war ich vor zwei Wochen gewesen. Wie entspannt und zufrieden. Mit dem Pinsel rauf und runter. Und der Illusion, diesen vier Wänden damit neues Glück einzuimpfen. Wo war es hin? Alles war doch energetisch optimiert? War es doch die falsche Ausrichtung der Wohnung, die an meiner Energie zog? Wir sollten umziehen. Oder ich das Energiefeld verlassen.

Ich zog mir das enge schwarze Kleid an, schlüpfte in die dunklen Leggings. Zog den Mantel über. Und packte meine schwarzen Sneakers in den Leinenbeutel.

Ricardo saß vor dem Fernseher und schaute Radrennen.

»Ich gehe zum Tango. Bin um halb sieben wieder da«, sagte ich.

Er sah mich überrascht an. »Aha, wie das?«

»Ich muss mal raus.«

»Und die Mädels?«, fragte er. Sonst nahm ich sie immer mit zum Tango. Aus Rücksicht. Aber am Sonntagnachmittag arbeitete er nie. Er hatte Zeit.

»Die bleiben heute hier«, sagte ich. Ich hätte ihn vorher fragen sollen. Ihn nicht vor vollendete Tatsachen stellen.

Greta hatte mich sprechen gehört. »Mama, nein. Will mit. Tango gehn. Tango gehn.« Sie rannte in den Flur, um ihre Jacke zu holen.

»Nimm sie doch mit. Hier schreit sie nur, wenn du weg bist«, sagte Ricardo.

Wenn ich sie mitnahm, würde ich wieder nicht zum Tanzen kommen. Aber wenn sie so schrie? Ohne mich? Warum nahm Ricardo sie nicht? Und machte ihr einen Film an? Er saß unbeweglich auf dem Sofa.

»Heute nicht, Greta. Ich bin gleich wieder da«, sagte ich. Nahm den Beutel und riss mich los. Tür zu. Hinter mir Gebrüll. Schnell die Treppe hinunter.

Ich hatte ein schlechtes Gewissen. Greta gegenüber. Ricardo

gegenüber. Warum? Ich wollte zwei Stunden für mich haben. Mir etwas Gutes tun. Warum fiel es mir so schwer, das einzufordern? Und warum sprach ich es nicht rechtzeitig mit Ricardo ab? Gönnte ich es mir nicht?

Schnell ging ich die Industriestraße hinunter und bog in den Innenhof ein, in dessen Quergebäude das »alma« lag. Schon vom Hof aus sah ich die Kerzen und die sich bewegenden Paare. Hörte die Geigen und die schlurfenden Schritte.

»Amelie, du hier? Wie schön.« Alte Gesichter. Herzliche Begrüßungen. Küsschen rechts, Küsschen links.

»Einen Prosecco, bitte.« Zur Entspannung. Und die Musik trug mich durch den Raum. Ich schmiegte mich an bekannte und weniger bekannte Arme und Wangen. Schloss die Augen und fühlte, wie das Blut in mir wieder ruhig und warm dahin floss. Ich war eine Frau. Und tanzte mit einem Mann. Verlor mich in der Zeit. Und fand wieder in meinen Körper zurück.

Als ich zwei Stunden später die Haustür öffnete, schoss mir eine strahlende Greta entgegen und warf sich in meine Arme. Sie trug ihr blaues Prinzessinnenkostüm und meine hochhackigen Tangoschuhe. »Ich tanze Tango, schau«, sagte sie. Ich musste lachen. Lola kam hinterher gerobbt. »Mama, Mama, Mama«, quäkte sie.

Im Kinderzimmer waren alle Bücher aus den Regalen gerissen. Die Verkleidungskiste war umgekippt und die Kleider im Raum verstreut. Beide Mädchen strahlten. Ricardo kam aus dem Wohnzimmer und grinste. »Und, wie war's? Hast du Hunger? Ich mach was zu essen.« Und was für einen Hunger ich hatte.

Freies Spiel oder Drill?

Seit Januar gingen wir einmal die Woche zu Frau Lange. Zur Physiotherapie. Immer noch Bobath. Nach einem Jahr hatte ich es endlich geschafft, der alten Therapeutin zu sagen, dass ich mich bei ihr nicht wohlfühle, und mir eine neue zu suchen.

»Die Mutti von Lola kann jetzt reinkommen.« Frau Lange stand im Trainingsanzug in der Tür, die braunen glatten Haare nach hinten gekämmt. Trotz des strengen Eindrucks, den sie auf mich machte, war sie mir sympathisch. Vielleicht, weil sie so engagiert war und so viel wusste. In der ersten Physiotherapiestunde bei ihr hatte ich so viel über die Bewegungsentwicklung eines Kindes erfahren wie im gesamten letzten Jahr.

»Wart ihr fleißig? Zeig mal Lola, was du kannst!«

Ich legte Lola vor mich auf den Boden, klemmte ihre Beine zwischen meinen Knien fest und gab ihr meine Zeigefinger, damit sie sich daran hochziehen konnte. 20 Sit-ups sollte Lola jeden Tag machen. Bauchmuskeltraining. Für die Haltung. Basis für alle Bewegungsabläufe. Ich versuchte es jeden Tag. Meistens machten wir sie jeden zweiten Tag. Und nicht viel mehr als zehn. Wie damals beim Klavierunterricht. Ich hatte mir immer vorgenommen zu üben. Am Ende war es doch bei den guten Vorsätzen geblieben. Dabei war es so wichtig für Lola.

Frau Lange war streng. Ich konnte ihr nichts vormachen. Sie merkte sofort, wenn wir zu Hause nicht geübt hatten.

»So, jetzt nimm die Lola und halte sie im Seitstütz auf deinem Schoß. Nicht gerade auf deinen Schoß setzen, sondern etwas seitlich, sodass sie sich mit einem Arm abstützen muss. Genau.«

Vor Lola stellte sie einen Stab mit Holzringen. Die Lola erst abnehmen und dann wieder draufstecken sollte. Armstütz üben, integriert mit feinmotorischer Förderung.

Lola grapschte sich einen Ring, zog ihn runter und steckte ihn sich in den Mund. Erst einmal daran herumlutschen. Wie immer. Gleich würde sie ihn wegschleudern. Hören, was er für ein Geräusch machte. Wieder draufstecken war weniger ihre Sache.

Frau Lange nahm Lolas Hand und führte sie mit dem Ring in der Hand zum Boden. »So, Lola, und jetzt hier hinlegen und den nächsten Ring nehmen. Genau.« Und führte ihre Hand wieder zu den Ringen.

»Lassen Sie Lola doch etwas mehr Zeit. Wieso soll sie das alles so schnell machen? Sie muss die Dinge doch erst erkunden und erfahren«, sagte ich.

»Aber nicht jetzt. Jetzt soll sie die Ringe abnehmen und hinlegen. Und danach wieder draufstecken. Einen nach dem anderen. Und danach noch mal. Sie muss lernen, einen Auftrag von Anfang bis Ende auszuführen. Genauso, wie ich es von ihr fordere.«

Lola war 16 Monate alt. War das eine Schuleingangsprüfung? Oder Schwimmtraining für die Olympischen Spiele?

»Ich lasse Lola immer alles so lange erkunden, wie sie möchte. Diese Erfahrung ist doch wichtig für sie«, sagte ich. »Außerdem versteht sie gar nicht, dass sie das alles nacheinander machen soll. Warum sagen Sie ihr nicht noch einmal in einfachen Worten, was Sie von ihr möchten?«

Frau Sammler, unsere Frühförderin hatte mir erklärt, wie wichtig die sprachliche Begleitung ist. Zum einen für den Spracherwerb. Aber auch für das Verständnis.

»Lola, gib mir den Ring. In die Hand«, sagte ich. Und Lola gab mir den Ring in die Hand. Ohne zu zögern. Ich war selbst ganz erstaunt. »Lola, super! Und den anderen Ring auch. Gib mir den auch. In die Hand. Genau!« Und wieder gab sie ihn mir.

Ging doch. Mit sprachlicher Unterstützung. Nicht drillartiges Abnehmen und Aufstecken. Sondern gleichzeitig auch noch Sprachförderung, Interaktion, Nehmen und Geben. Ganzheitliche Förderung.

Frau Lange sah zufrieden aus. Sie war streng und forderte viel, aber pedantisch war sie nicht. Meine kritischen Anmerkungen, Nachfragen und eigensinnigen Vorschläge störten sie nicht. Hauptsache Lola hielt sich über längere Zeit im Seitstütz und machte gut mit. Ohne zu sehr von der Zielvorgabe abzuweichen. Ich hätte Lola jetzt laut applaudiert und zur Belohnung was Schönes gemacht. Aber Frau Lange rückte schon mit der nächsten Trainingseinheit an.

»Jetzt knie dich auf den Boden. Und setz Lola auf deine Knie.«

Vor uns stellte sie eine Pappwand mit Schlitzen und eine Schüssel mit Wäscheklammern. Und zeigte Lola, wie man eine Wäscheklammer durch einen der Schlitze stecken konnte. »Und jetzt du. Jetzt darfst du einen durchstecken.« Lola führte ihre Hand zum Schlitz. Probierte herum. Traf daneben.

Zu Hause hatte ich für Lola eine ganze Reihe Kisten und Dosen mit Schlitzen und Löchern im Deckel. Da konnte Lola treffsicher und schnell Gegenstände hindurchstecken. Korken, Bausteine, Kugeln. Durch Wände hatte sie noch nie etwas gesteckt.

»Das müsst ihr zu Hause noch üben«, sagte Frau Lange.

»Lola muss lernen, die Stellung ihrer Hand so anzupassen, dass sie die Klammer auch durch eine vertikale Fläche stecken kann, nicht nur durch eine horizontale.«

Sie saß auf der anderen Seite der Pappwand. Sobald Lola eine Klammer durch den Schlitz zu stecken versuchte, zog sie von der anderen Seite daran und half ihr. Damit Lola nicht den Mut verlor. Und noch eine Klammer. Und noch eine. Nach 10 Klammern war mir langweilig. Nach 15 dachte ich, dass es doch langsam gut sein könnte.

»Es ist wichtig, dass Lola von sich aus versucht, ganz viele Klammern durchzustecken«, sagte Frau Lange. »Viel mehr als diese paar. Andere Kinder spielen solche Spiele eine halbe Stunde und länger. Nur so lernen sie die richtige Handstellung. Sie sollten das täglich zu Hause üben. Und die Anzahl der Gegenstände immer weiter steigern.«

Als ob wir nicht schon genug Übungen und Termine hatten.

Frau Lange schleifte eine riesige Flasche voller Flummis herbei. Nächste Herausforderung. Sie kippte sie vor uns aus. Die Flummis kullerten über den Boden. Neongrün und quietschorange.

»Jetzt setz die Lola im Kniestand zwischen deine Beine. Und halte sie fest. Lola soll mit dem Oberkörper runtergehen, sich mit einem Arm auf dem Boden abstützen und mit dem anderen einen Ball greifen. Und wieder hochkommen.«

Lola beugte sich nach unten. Aber ohne sich abzustützen. Sie hielt sich mit der Kraft ihrer Rückenmuskeln in der Luft, streckte ihren Kullerbauch vor. Und angelte nach einem Flummi. Handstütz gar keiner.

»Wenn man Lola auf den Boden lässt, streckt sie eigentlich nie die Arme aus. Sie würde eher auf ihr Gesicht fallen, als ihre Arme vorzustrecken«, sagte ich.

Bei Greta hätte einmal aufs Gesicht fallen gereicht. Lola konnte zwanzigmal aufs Gesicht fallen, bevor sie die Arme vorstreckte.

»Diese Reaktion muss noch reifen. Basierend auf ihren Erfahrungen mit der Umwelt. Du kannst ihr helfen, indem du ihre Arme nach vorne führst, wenn sie nach unten geht. Irgendwann wird sie es verinnerlichen. Damit die Reaktion zuverlässig einsetzt, braucht Lola viele Erfahrungen. Viel mehr als andere Kinder.«

Ich dachte, spätestens seit meiner intensiven Lektüre von Emmi Pikler, dass das Erlernen von Bewegungsmustern angeboren ist. Dass man dem Kind nur seine Zeit geben muss. Möglichst wenig eingreifen. So hatte ich es bei Greta gemacht. Bei Lola war plötzlich alles anders. Ihr sollte ich das richtige Bewegungsmuster von außen vorgeben. Und sie dazu nötigen, es tausendfach zu wiederholen. Was sie von sich aus niemals tun würde. Sie zwingen, die Erfahrungen zu machen, die andere Kinder von sich aus machten. Regelmäßiges Training. Programmartiger Drill, wenn man es böse formulieren wollte.

Und doch schien genau das Lola zu helfen. Viele der Bewegungsmuster, die wir in den vergangenen Monaten bei Frau Lange »trainiert« hatten, hatte Lola relativ schnell verinnerlicht und wendete sie auch in anderen Situationen an. Ihr Bewegungsrepertoire hatte sich verändert. Ihre Bewegungen waren geschmeidiger und flüssiger geworden.

Also doch tägliches »Schwimmtraining«, damit Lola Fertigkeiten lernte, die sie von sich aus erst viel später oder gar nicht lernen würde? Wenn es nur nicht so anstrengend wäre und auch vonseiten der Mutter so viel Disziplin verlangte. Ich würde viel lieber der Natur und Lolas eigenem Entdeckerdrang vertrauen.

Dienstag, 10 Uhr. Heilpädagogische Frühförderstelle stand auf dem Schild. Ich drückte die Klingel.

»Guten Morgen, Frau Mahlstedt.« Frau Sammler lächelte mich durch den feinen Goldrand ihrer Brille hindurch an. Ihr Händedruck war fest. Passend zu ihren kurzen dunklen Haaren. Wie immer war sie perfekt gekleidet. Enge schwarze Jeans, gestreifte Bluse, Perlenohrringe. Sie hielt mir die Tür auf.

Der Raum war schon vorbereitet. Ein dickes Kissen lag in der Mitte. Daneben standen eine flache Schale aus dünnem Holz, eine Kugelbahn und ein hölzernes Steckspiel. Die Spielsachen standen an derselben Stelle wie letzte Woche, wie in einem Parcours. Nur einige neue waren dazugekommen.

Ich setzte mich auf den Stuhl in der Ecke. Lola robbte sofort zu dem Steckspiel. Zog einen der schmalen Zylinder heraus und eines der länglichen Dreieckhölzer und schlug sie auf den Boden. Dann steckte sie sie in den Mund, lutschte daran herum.

»Sollte Lola nicht versuchen, die Hölzer wieder in die Form zu stecken?«, fragte ich.

Frau Sammler beobachtete Lola ruhig. Wie sie sich auf den Rücken gleiten ließ und die beiden Hölzer gegeneinander schlug. Sich plötzlich wieder auf den Bauch drehte und den Zylinder wegwarf.

Vorsichtig nahm sie Lolas Hand, mit der sie noch das Dreiecksholz hielt, und führte sie zu der hölzernen Grundform. »Da rein, Lola. Da kannst du es reinstecken«, sagte sie.

Und Lola steckte das längliche Holzstück in das ausgestanzte Dreieck. Passte sofort. In horizontale Flächen konnte sie gut Sachen stecken.

»Sie können Lola dazu anregen, die Formen einzustecken«, sagte Frau Sammler. »Aber es ist wichtig für sie, die Hölzer in Ruhe zu untersuchen. Ihre Form, ihr Material, ihre Größe. Erst wenn die Auge-Mund-Koordination genügend ausgereift ist, wird sie aufhören, sie in den Mund zu stecken. Diese Zeit müssen wir ihr lassen.«

Lola ihr Tempo lassen. An ihren Entdeckerdrang glauben. Ihre Lust, Neues zu lernen. Wenn sie reif war dafür. Wie mehr mir das zusagte.

Lola robbte zu der Holzschale, vor der zwei dicke Holzkugeln lagen. Nahm eine und warf sie in die Schale. Sie rollte im Kreis. »Rolle, Kugel, rolle«, sagte Frau Sammler. Ohne einzugreifen. Nur sprachliche Begleitung.

Frau Sammler nahm die andere und legte sie auf die Kugelbahn. Lola schaute mit offenem Mund zu, wie sie die drei Etagen hinunterratterte und wedelte aufgeregt mit den Armen.

Und dann nahm Lola die Kugel und legte sie auf die Kugelbahn. Fast fiel sie auf der anderen Seite hinunter. Aber Frau Sammler half. Und wieder ratterte sie die Etagen hinunter und Lola wedelte mit den Armen. Und legte die Kugel gleich noch mal darauf und noch mal und noch mal. Und ließ es rattern.

Wie sie von sich aus übte, wenn ihr etwas spannend erschien. Ohne Zwang sich die Erfahrungen holte, die sie brauchte. Weil sie das Geräusch liebte. Wie ich ihr doch vertrauen konnte.

Lola schaute sich um. Und robbte zu meiner Tasche. Brötchen, Apfel. Was auch immer sie darin vermutete.

»Lola, guck mal, da drüben. Hast du schon mal geschaut, was in der Schachtel ist?« Ich versuchte sie abzulenken. Essen konnte sie später.

»Lassen Sie sie nur. Mal sehen, was sie vorhat«, sagte Frau Sammler. Lolas eigenem Interesse vertrauen. »Wenn es sie langweilt, sucht sie sich schon etwas anderes.« Lola schaute die Tasche an, schaute mich an und wandte sich ab. Interesse verloren.

Und robbte zur Schachtel. Doch bevor sie sie greifen konnte, hatte Frau Sammler die Schachtel auf das dicke Kissen gelegt. Das bestimmt 50 × 50 Zentimeter groß war und 10 Zentimeter hoch. Für Lola ganz schön hoch. Noch vor wenigen Wochen hatte sie schreiend vor der Türschwelle gelegen. Und die war 3 Zentimeter hoch.

Robben war ohnehin ein sehr euphemistischer Ausdruck für Lolas Fortbewegungsweise. Sie zog sich allein mit den Armen vorwärts, mit beiden gleichzeitig. Der Rest ihres Körpers glitt hinterher. Beinarbeit gar keine. Wenn sie versuchte, irgendwo hochzukommen, grätschten ihre Beinchen auseinander wie bei einem Frosch. Aber anstatt loszuspringen, blieb sie am Boden kleben.

Erst seit Frau Lange uns empfohlen hatte, ihre Beine mithilfe einer Strumpfhose zusammenzubinden, ging es besser. Mit ihrem »Meerjungfrauenschwanz«, wie ich es nannte, kroch Lola geschickt auf das dicke Kissen, nahm sich die Schachtel und ließ sich wieder runterglitten. Ich staunte.

Frau Sammler legte die Schachtel noch einmal auf das Kissen und lockte Lola. Genauso flink kroch sie noch mal hoch.

Doch kaum war sie oben, verlor sie das Gleichgewicht, kullerte vom Kissen und knallte auf den Boden. Mit großen aufgerissenen Augen schaute sie mich an. Verzog aber keine Miene und vergoss keine Träne. Versuchte aber nicht noch einmal, hochzuklettern.

»Eine typische Reaktion bei Fehlschlägen«, sagte Frau Sammler. »Sich abwenden. Verständlich, denn ihre Energiereserven sind beschränkt.«

Ich nickte. Wenn ich mich krank und schwach fühlte, räumte ich auch nicht die Wohnung um.

Lola hatte einen Stoffhasen entdeckt, pünktlich zum nahenden Osterfest. »Hase, Hase«, sagte Frau Sammler und führte ihre Hände wie Hasenohren an den Hinterkopf. Die Gebärde für Hase.

»Dadaaa, dadaaa«, machte Lola.

»Hase, Hase«, sagte Frau Sammler.

»Haje«, sagte Lola.

»Lola, du hast Hase gesagt. Haben Sie gehört? Lola, super!!!« Ich jubelte. Sie hatte noch nie etwas anderes als Mama gesagt.

»So fängt das beim Worterwerb an. Die ersten zufälligen Treffer werden durch positive Reaktionen verstärkt. Vom wirklichen Wortverständnis sind wir noch weit entfernt.« Frau Sammler beschwichtigte.

»Hase, Hase«, sagte Frau Sammler. Und führte ihre Hand zum Mund und mümmelte wie ein Häschen, das seine Möhre futtert. Und auch Lola führte ihre Hand zum Mund. Und noch mal. Und noch mal.

»Hat sie vielleicht Hunger?«, fragte ich.

»Das probieren wir aus«, sagte Frau Sammler. Sie legte zwischen Lola und mich die dicke gelbe Sitzbanane, die bestimmt 30 Zentimeter hoch war. Und setzte Lola im Kniestand davor. »Rufen Sie sie zu sich.«

»Lola, komm her zu mir. Hast du Hunger?«, lockte ich.

Und Lola zog sich aus dem Kniestand hoch in den Stand und auf die Banane und ließ sich auf der anderen Seite wieder hinunter. Ganz leicht von Frau Sammler unterstützt. Dann robbte sie zu mir, zog sich an mir hoch und griff an meinen Pullover, auf der Suche nach meiner Brust. Diesmal war es mein Mund, der offen stehen blieb.

Lola hatte sich noch niemals in den Stand hochgezogen, erst recht nicht bis in solche Höhe. Und noch niemals hatte sie ein so hohes Hindernis überwunden. Vor einer Woche hatte sie heulend auf dem Boden gelegen, weil sie 10 Zentimeter zu mir kriechen sollte.

»Lola, das gibt's doch nicht. Bist du toll.« Mein Kind. Ich konnte es nicht glauben. Jetzt bekam sie aber ein Stück Brötchen. Zur Belohnung. Stillen wollte ich sie nicht, wenn sie auch noch so schön danach verlangt hatte.

Was für eine Stunde. Was für Erfolge. Ohne Tränen und Widerstand, ohne Zwang und Druck. Wie sehr ich Frau Sammler bewunderte für ihre ruhige Art. Für ihren Glauben an Lolas eigenen Entdeckerdrang.

Oder waren wir heute nur so weit gekommen, weil Lola in den letzten Wochen so viel bei Frau Lange trainiert hatte? In etwas monotoneren und stärker strukturierten Spielsituationen? Weil sie eingeschränkter war in ihrer Beinfreiheit und dadurch mehr Kraft hatte? Weil sie (fast) täglich ihre Sit-ups machte und dadurch mehr Bauchmuskeln hatte?

Vielleicht ergänzten sich Frau Sammler und Frau Lange doch ganz gut, auch wenn sie von unterschiedlichen Sternen zu kommen schienen. Die Wahrheit lag wohl irgendwo dazwischen.

Unter Kindern

Das Büro von Frau Siemering erinnerte mich an die Polizeidienststelle in Ostberlin, wo ich Ende der Neunziger einmal eine Anzeige wegen Diebstahls aufgegeben hatte. Blauer, abgescheuerter Linoleumboden, ein winzig kleines Fenster, Büromöbel aus der Wendezeit. Nur der Computerbildschirm deutete darauf hin, dass wir uns im 21. Jahrhundert befanden. Und Frau Siemerings Geschwindigkeit, mit der sie sich durch den Raum bewegte. Noch schnell etwas holen musste. Ein Telefonat entgegennahm.

Ich saß mit Lola auf dem Schoß auf einem der Metallstühle mit rotbraunem Lederbezug und wartete. Am liebsten hätte ich sie auf den Boden gelegt. Da konnte sie in Ruhe strampeln. Aber der Bodenbelag und Frau Siemering hinderten mich daran. Ich gab Lola ihren Lieblingsplastikfisch, den sie klappernd vor mir auf und ab schüttelte. Und wartete.

Frau Sammler hatte mir den Kindergarten als den besten Integrationskindergarten der Stadt empfohlen. Einer, der Integration wirklich lebte. Die Leiterin sei äußerst engagiert.

Aber er lag im Osten der Stadt. Eine halbe Stunde mit der Straßenbahn von uns entfernt. Für Greta hätten wir auch im Kindergarten an der Heilandskirche einen Platz bekommen. Direkt in der Nachbarschaft. Nur, da würde Lola nicht hingehen können.

Frau Sammler hatte uns gesagt, dass sie hier gerne Familien mit Geschwisterkindern nahmen. Wahrscheinlich hatten wir deshalb so schnell einen Platz bekommen. Für beide Kinder.

Wenn Greta den Platz hier nicht annahm, war allerdings nicht sicher, ob Lola den Platz bekommen würde. Ich konnte froh sein.

»So Frau Mahlstedt, jetzt komme ich zu Ihnen«, sagte Frau Siemering eine Viertelstunde später. Und lächelte mich durch ihre randlose Brille hindurch an. »Wann soll es losgehen?« Sie blätterte in ihren Unterlagen.

»Ende August kommen wir aus Spanien zurück. Da könnte Greta anfangen.«

»Sehr gut. Da haben wir eine Eingewöhnungswoche, bevor die anderen Kinder aus den Ferien zurückkommen.«

»Und Lola, wann könnte die anfangen?«, fragte ich.

»Das müssen wir sehen. Das hängt von einer anderen Familie ab. Ich denke, im Herbst nächsten Jahres. Aber legen Sie mich nicht fest.«

Ein Jahr lang, Greta hier im Kindergarten und Lola bei Annette. Wie sollten wir das schaffen? Eine halbe Stunde hierher fahren, Greta abgeben, dann wieder in die Tram und weiter nach Gohlis, eine weitere halbe Stunde. Und dann wieder nach Hause oder zur Arbeit. Insgesamt 1,5 Stunden. Am Nachmittag dasselbe. Ich hatte gehofft, dass Lola früher einen Platz bekäme.

»Haben Sie nicht auch einen Krippenbereich«, fragte ich. Wie viel einfacher wäre es, wenn Lola hier in der Krippe sein könnte.

»Da gibt es keinen Platz«, sagte Frau Siemering. Und tippte etwas in ihren Computer.

Lola drehte und wendete sich auf meinem Schoß. Ließ ihren Fisch fallen und war kaum noch zu halten. Ich kramte ein Brötchen aus meiner Tasche. Das half immer. Lola wedelte vor Freude mit den Armen.

»Es hat wohl Hunger«, sagte Frau Siemering. Und schaute Lola kritisch an.

Es? War Lola mit ihren beiden süßen Zöpfen nicht deutlich als Mädchen zu erkennen? Ich war irritiert.

»Mama, ich will zu den Bällen.« Greta stand in der Türe. Sie war alleine im Kindergarten unterwegs gewesen und hatte sich alles angeschaut.

»Komm, wir zeigen der Mama unser Bällebad. Das lieben die Kinder«, sagte Frau Siemering, lächelte Greta an und nahm sie an der Hand. »Dabei zeige ich Ihnen unsere Einrichtung.«

Frau Siemering führte uns von Raum zu Raum. Zeigte uns das Bad, Gretas voraussichtlichen Gruppenraum, die anderen Gruppenräume.

In jeder Gruppe seien zwölf Regelkinder und zwei Integrationskinder. Mit zwei Erziehern. Von denen einer immer auch eine heilpädagogische Ausbildung hatte. Optimale Förderbedingungen. Die Räume hatten riesige Fenster, helles Holz. Ganz anders als Frau Siemerings Büro. Die Kinder und Erzieher waren gerade draußen.

Wir kamen zum Turnbereich. Wo sich auch ein kleiner Raum befand, dessen Boden mit Plastikbällen gefüllt war. »Aber deine Schuhe musst du ausziehen, ja?«, sagte sie zu Greta und schaute ihr lächelnd zu, wie sie in die Bälle eintauchte.

Nebenan gebe es noch eine Turnhalle, erzählte Frau Siemering. Auch die Gruppenräume seien so gestaltet, dass die Kinder viele motorische Anreize bekämen. Jeder Raum hatte mehrere Ebenen, eingebaute Treppen, Rampen und Klettersysteme. Hier im Kindergarten habe noch jedes Kind krabbeln gelernt.

Ich nickte. Sicher auch Lola, dachte ich. Falls sie im nächsten Herbst immer noch nicht krabbeln konnte. Hier brauchte ich mir keine Sorgen um ihre Entwicklung zu machen. Beste Förderbedingungen.

Es war Ende April. Noch blieben ein paar Monate bis zum Sommer, bis Greta in den Kindergarten kommen würde. Ich musste mich entscheiden.

Sollte ich sie doch in den Kindergarten an der Heilandskirche schicken? Auch da hatte sie einen Platz. Fünf Gehminuten von zu Hause entfernt. Haltestelle »Felsenkeller«. Ich stieg aus und ging die Erich-Zeigner-Allee hinunter.

Bei meinem ersten Besuch in Leipzig vor sechs Jahren hatte ich sie entdeckt und empfand sie als die schönste Straße der Stadt. Vor allem dieses Stück hier an der Heilandskirche. Mit den mächtigen Linden, die sich erst hoch über der Straßenmitte berührten. Den prächtigen Altbauten und den grünen Vorgärten. Hier wollte ich wohnen. Wir hatten es leider nur in den unteren Teil der Straße geschafft, wo es weder Bäume noch Vorgärten gab.

Wie viel einfacher wäre es, wenn ich Greta hier im Kindergarten anmeldete. Und nur Lola im integrativen Kindergarten. Aber ob sie Lola auch ohne Greta nehmen würden? Frau Siemering schien mir mehr an Greta interessiert zu sein als an Lola.

Direkt hinter der Heilandskirche lag der Kindergarten. Kinder auf Klettergerüsten. Lachende Gesichter. Fröhliches Geschrei. Wenn Lola doch auch einen Platz hier hätte. Aber der Kindergarten war nicht integrativ.

Und selbst integrative Einrichtungen nahmen Lola nicht

unbedingt. In einer hatte ich mal gefragt. Wo eine Kollegin ihr Kind hatte. ›Integrativer Kindergarten‹ stand auf dem Schild. Kinder mit Down-Syndrom? Nein, die nehmen wir nicht. Was denn dann für Kinder? Höchstens Lernbehinderte. Ach so.

Ich öffnete das Tor zum Kindergarten. Die Kinder spielten konzentriert. Einige Erzieher standen in der Sonne und beobachteten sie aufmerksam. Ohne sich einzumischen. Lola schlief im Kinderwagen.

»Darf ich mich umschauen? Meine große Tochter kommt im Sommer hierher«, sagte ich. Sie brauchten nichts davon wissen, dass wir einen anderen Platz hatten für Greta.

Zwei der Erzieher waren Männer. Einer mit langen Haaren und Hut. Er sah witzig aus. Der andere, mit kurzgeschorenen Haaren und grauer Outdoorjacke, lachte mich offen an. »Selbstverständlich«, sagte er.

Ich schaute dem Treiben der Kinder eine Weile zu. Die Atmosphäre gefiel mir. Ihn einfach fragen? Er hatte so offen und herzlich gelacht. Und wenn er Nein sagte? Ich musste es wenigstens versuchen. »Entschuldigen Sie. Aber nehmen sie eigentlich auch Integrationskinder?«

Er schüttelte den Kopf.

»Es ist nur, dass ich noch eine Tochter habe, Lola. Und die hat Down-Syndrom. Und ich wollte einfach mal fragen.« Ich deutete mit dem Finger auf den Kinderwagen.

»Ach so«, sagte er und streckte den Kopf neugierig vor, um in den Kinderwagen zu schauen. Lola war gerade wach geworden und schaute ihn mit großen Augen an. Er lachte. Sie wedelte mit beiden Armen, streckte ihre Zunge vor und strahlte.

»Die ist ja süß«, sagte er.

»Ja«, sagte ich und nickte. »Wir haben auch schon einen Platz für sie, in einem integrativen Kindergarten. Der sehr gut sein soll. Aber leider ist er weit weg von hier. Und es wäre doch viel schöner, wenn Greta und Lola in denselben Kindergarten gehen könnten.«

»Natürlich«, sagte er und nickte. »Wir haben viele Geschwisterkinder.«

»Viele Kinder mit Down-Syndrom gehen in ganz normale Regelkindergärten«, sagte ich. »Wenn der Kindergarten dazu bereit ist. Heilpädagogische Förderung und Physiotherapie bekommt das Kind weiterhin außerhalb.«

»Ich hab Ergotherapeut gelernt. Von meiner Ausbildung her wäre das sogar denkbar«, sagte er. »Aber ich kann das nicht entscheiden. Am besten, Sie rufen morgen früh bei der Kindergartenleitung an und fragen dort einmal.«

Lange schon war ich nicht mehr so leicht und übermütig die Erich-Zeigner-Allee entlanggegangen. Ich hätte springen können. Kein ›Nein, nehmen wir nicht‹, wie ich es schon so oft gehört hatte. Meine kleine Lola. Wie sie ihn mit ihrem Charme verführt hatte. Zum Glück war sie aufgewacht.

Mein Herz schlug aufgeregt, als ich die Nummer des Kindergartens wählte. Das Freizeichen ertönte. »Kindergarten an der Heilandskirche, Anne Puchta am Apparat.« Die Leiterin.

»Mein Mitarbeiter hat mir schon von Ihnen und Ihrer Tochter erzählt«, sagte sie. »Wissen Sie, meine erste spontane Reaktion war, ›Ja, das machen wir‹! Als eine Art ›Herzensintegration‹.«

»Das wäre ja toll«, sagte ich.

»Aber wissen Sie. Wir haben nicht die personellen Ressourcen dafür, und auch keine Erfahrung. In unseren Gruppen sind 20 Kinder mit zwei Erziehern. Wir können nicht ausreichend auf die besonderen Bedürfnisse Ihrer Tochter eingehen«, sagte sie. Und mein Herz rutschte eine Oktave tiefer.

Ich musste an einen der Integrationskindergärten denken, die ich mir angeschaut hatte. Da hatte ein kleines Mädchen mit Down-Syndrom mit am Tisch gesessen und Löcher in die Luft geguckt. Geredet hat keiner mit ihr. Auch der beste Personalschlüssel garantierte nichts.

»Spezielle Förderung würde Lola auch weiterhin außerhalb bekommen. Das brauchen Sie nicht zu machen«, erklärte ich. »Und unsere Frühförderin meinte, dass sie im Falle einer Einzelintegration den Kindergarten fachlich unterstützen und beraten kann.«

»Wissen Sie, vom Herzen sage ich sofort ›Ja‹. Allein, damit Ihre beiden Kinder in einen Kindergarten gehen können. Aber wir müssen das in Ruhe überlegen. Was halten Sie davon, wenn wir einen Termin ausmachen, um alles näher zu besprechen?«

»Gerne«, sagte ich. Und hätte schreien wollen vor Freude. Es war zwar keine Zusage, aber auch keine Absage. Wir hatten einen Termin.

Kräftig und herzlich drückte uns – Ricardo hatte uns begleitet – die Kindergartenleiterin zur Begrüßung die Hand. Sie schien zu wissen, was sie wollte. Vielleicht waren es auch ihre kurzen dunklen Haaren und ihr kräftiger Körperbau, die ihr diese energische Ausstrahlung verliehen.

»Darf ich Ihnen meine Stellvertreterin vorstellen, Sabine

Mai?«, sagte sie. Mit ihren blonden halblangen Haaren und ihren feinen Gesichtszügen schien ihre Kollegin ihr etwas weicherer Counterpart zu sein. Offen und sehr herzlich lächelte auch sie uns an.

Frau Puchtas Büro hatte mehr von einem Wohnzimmer als von einem Büro. Ricardo und ich versanken fast in den großen Korbstühlen, die um einen Couchtisch gruppiert waren. Vor den hohen Altbaufenstern wehten bunte Gardinen. Nur Kaffee hätte noch gefehlt.

Lola hatte ich eigentlich mitnehmen wollen zu dem Gespräch mit der Leiterin. Aber eine der Erzieherinnen meinte, wir sollten sie ruhig draußen lassen bei den anderen Kindern.

»Wir passen gut auf sie auf.« Etwas unsicher hatte ich sie in den Sand gesetzt, den sie sofort mit großer Begeisterung zu essen begann. Seit etwa einem halben Jahr ihre Leibspeise, die ich ihr noch nicht hatte abgewöhnen können.

»Oh, guck mal, die ist ja ganz dreckig«, sagte ein kleines Mädchen, nicht viel älter als Lola.

»Na, dann bring ihr ein Taschentuch. Dann kann sie sich sauber machen«, antwortete die Erzieherin. Und die Kleine stapfte zu Lola und säuberte ihr kurzerhand selbst den Mund. Ich musste lachen.

»Wie ich ja schon am Telefon gesagt habe, würden wir Lola von Herzen gerne bei uns aufnehmen. Aber wir müssen zuerst genau wissen, worauf wir uns einlassen. Dann können wir entscheiden, ob wir das leisten können«, sagte Frau Puchta.

Ich erklärte, dass Lola im Grunde nicht so viel anders sei als andere Kinder. Sie könne mit ihren anderthalb Jahren zwar noch nicht sprechen, würde aber sehr viel verstehen und auch angemessen reagieren. Auch könne sie noch nicht laufen oder krabbeln. Aber sicher ganz bald.

»Wissen Sie, wir haben in einer Gruppe ein kleines Mädchen, die hat erst mit drei Jahren angefangen zu sprechen. Aber wir haben alle sehr gut verstanden, was sie wollte. Sie konnte sich auch ohne Worte verständigen. Und auch manche anderen Kinder laufen erst sehr spät. Da machen Sie sich mal keine Sorgen«, sagte Frau Puchta.

»Aber sonst ist Lola sehr fit«, sagte ich. »Sie isst mit großer Begeisterung, fast alles, auch selbstständig mit dem Löffel. Und sie liebt Bücher und Musik. Singt ganz viel und lange. Und sie ist gerne mit anderen Kindern zusammen, sehr aufgeschlossen und überhaupt nicht kontaktscheu. Sie lacht viel und lässt sich leicht begeistern. Sie würde im Kindergarten sicher viel Spaß haben.«

»Daran zweifeln wir nicht«, sagte Frau Puchta und lachte.

»Wir bräuchten den Platz auch erst in anderthalb Jahren. Vorher wird Lola zu einer Tagesmutter gehen, derselben, bei der Greta jetzt noch ist«, sagte ich.

»Dann ist sie daran gewöhnt, fremd betreut zu werden. Das sind doch gute Voraussetzungen«, so Frau Puchta.

»Ein paar Fragen hätten wir aber an Sie. Um beurteilen zu können, was auf uns zukommt. Wann glauben Sie, wird Lola laufen können? Wann wird sie voraussichtlich ›trocken‹ sein? Und können wir sie auf Ausflüge, wie etwa, wenn wir ins Museum gehen, mitnehmen?«

»Natürlich können Sie sie mitnehmen. Überallhin. Wir nehmen sie auch mit, nach Spanien, ans Meer, ins Konzert, ins Restaurant, waren sogar schon einmal im Kino. Lola liebt das«, antwortete ich. Wenigstens da hatte ich eine klare Antwort.

»Aber was das Laufen angeht, kann ich es nicht genau sagen. Kinder mit Down-Syndrom lernen alle laufen. Zwischen 1,5 Jahren und 5 Jahren. Manche sogar erst mit 6. Die Spanne ist groß. Aber ich hoffe sehr, dass es Lola bald lernen wird. Zumal wir regelmäßig zur Physiotherapie gehen.« Wenn Frau Puchta wüsste, wie sehr ich mich auf diesen Tag freue. Allein schon darauf, wenn sie krabbelt. Nicht immer nur so komisch robbt.

Die beiden Frauen nickten. Frau Mai, die Stellvertreterin, machte sich einige Notizen und schaute mich wieder aufmerksam an.

»Auch was die Sauberkeit angeht, kann ich wenig sagen. Da habe ich keine Erfahrungen. Aber ich denke, dass man sie bestimmt doch länger wird wickeln müssen. Obwohl ich von Babys mit Down-Syndrom weiß, die ›windelfrei‹ erzogen werden und ganz früh schon aufs Klo gehen. Also alles eine Frage der Erziehung.«

»Die meisten unserer Erzieher waren schon im Krippenbereich. Die wissen, wie man ein Kind wickelt. Das würden wir hinbekommen.« Frau Puchta lachte.

»Auf jeden Fall wäre unsere Frühförderin, Frau Sammler, bereit zu einem persönlichen Gespräch. Um Ihnen von anderen Fällen von Einzelintegration zu berichten und was dabei zu beachten ist«, sagte ich.

»Das wäre wichtig für uns. Qualifizierte Hilfestellung. Wir würden sie gerne zu einem Gespräch einladen, aber eines muss ich Ihnen sagen. Ganz ehrlich. Wir haben nicht die personellen Mittel, dass sich immer jemand um Lola kümmert. Und auch keine Zeit, sie extra zu fördern. Meine Mitarbeiter sind dafür nicht ausgebildet. Das können die integrativen Einrichtungen ganz anders leisten.« Sie schaute ernst.

»Das weiß ich. Das werden wir als Eltern übernehmen. Wir gehen weiter mit ihr zur Physiotherapie und Frühförderung, Logopädie und Ergotherapie, wenn nötig. Das brauchen Sie auf keinen Fall zu leisten.«

Wir einigten uns darauf, mit Frau Sammler einen Beratungstermin abzustimmen. In der Zwischenzeit würden sowohl wir zu Hause als auch das Kindergartenteam Zeit haben zu überlegen.

Ich schaute auf die Uhr. Mehr als eine Stunde war vergangen. Wo war Lola? Die Kinder waren schon lange nicht mehr draußen.

Wir fanden sie im Raum der Krippenkinder, mit einem dicken Keks in der Hand. Die anderen Kinder saßen am Tisch und löffelten Suppe, Lola auf dem Schoß einer Erzieherin. Alleine auf dem Stuhl sitzen konnte sie noch nicht. Suppe löffeln auch noch nicht. Sie strahlte krümelverschmiert, als sie uns sah und wedelte mit den Armen.

»Wir haben ihr einen Keks gegeben, wenn das in Ordnung ist. Damit sie den anderen Kindern nicht zuschauen muss beim Essen«, erzählte die Erzieherin und lachte. »Sie hatte gar keine Scheu, weder vor uns noch vor den anderen Kindern. Und wie wach sie ist. Und präsent.«

Ich war begeistert. Wie interessiert und engagiert die Leiterinnen des Kindergartens waren. Wie viel Zeit sie sich für uns genommen hatten. Wie natürlich und herzlich sie Lola aufgenommen hatten. Welch ein Unterschied zu dem anderen Kindergarten. Wo Akten, Termine und Förderquoten im Vordergrund zu stehen schienen. Und man Lola noch nicht einmal angeschaut hatte.

Voller Freude und Zuversicht gingen Ricardo und ich die schöne Erich-Zeigner-Allee wieder hinunter nach Hause. Die Sonne strahlte durch die Linden. Diesen Weg täglich gehen zu können. Was für ein Geschenk.

Nur ob Lola hier gut gefördert werden könnte? Wenn sie in gut anderthalb Jahren immer noch nicht laufen konnte? Immer noch nicht sprechen? All das, was ich mir zwar sehr wünschte. Aber vielleicht würde es doch länger dauern. In einer integrativen Einrichtung hatten sie damit Erfahrung. Ich musste an die Holztreppe denken, auf der noch jedes Kind krabbeln gelernt hatte. Ans Bällebad und den Turnraum. Die Montessori-Pädagogin und die vielen Fördermaterialien.

All das gab es in der Heilandskirche nicht. Aber diese herzlichen Erzieher, die Lola einfach so mitgenommen hatten. Auf dem Schoß. Als sei sie niemals woanders gewesen. Ganz ernsthaft und respektvoll waren sie mit ihr umgegangen, wie mit jedem anderen Kind auch. Wie natürlich sie sich dort bewegt hatte. Wenn Frau Puchta mit dem Herzen Ja sagte, ich sagte es genauso. Blieb nur zu hoffen, dass auch der Kopf diese Entscheidung treffen würde.

Und er traf sie. Nur zwei Wochen später stand es fest für uns. Lola würde im Herbst nächsten Jahres in den Kindergarten an der Heilandskirche gehen. Greta ab diesem Sommer. Und wie gut sich diese Entscheidung anfühlte.

Nach dem Gespräch mit Frau Sammler, unserer Frühförderin, hatte sich Frau Puchta sehr schnell entschieden, dass sie den Versuch wagen wollten. Frau Sammler würde sie einmal im Quartal besuchen und bei allen grundlegenden und drängenden Fragen beraten und unterstützen. Wichtig sei, dass Lola eine feste Bezugsperson für den Anfang hätte, dass es feste Strukturen und einen regelmäßigen Tagesablauf gäbe. Alles Dinge, die der Kindergarten ohne Probleme stellen konnte.

Um unsere Entscheidung zu besiegeln, statteten wir dem Kindergarten einen ersten Antrittsbesuch ab. Zum wöchentlichen Kaffee-und-Kuchen-Plausch der Eltern und Erzieher, hinten im Garten. Die Mai-Sonne strahlte. Alles lachte und erzählte, viele Gesichter kannte ich vom Sehen, nett und offen die Atmosphäre. Ich fühlte mich zu Hause.

Eine Gruppe kleiner Mädchen hatte sich auf Lola gestürzt, die auf der Wiese saß und Grashalme zupfte. »Puppe spielen«, riefen sie und versuchten, Lola mitzuschleifen. Ein Mädchen nahm sie kurzerhand und stellte sie hin. Was sie nicht wusste, war, dass Lola nicht stehen konnte. Sie sackte in sich zusammen. Ich musste mich sehr zurückhalten, nicht einzugreifen. Auch das war Kindergarten. Da wäre ich auch nicht jeden Tag dabei.

Ein paar Minuten später plötzlich Brüllen. Lola. Ich sprang auf und raste zu ihr. Ihr Hemd war rot, Blut rann ihr aus dem Mund. Tränen strömten. Greta hüpfte aufgelöst um sie herum.

Nachdem sich Lola beruhigt hatte, ließ sich das Geschehen soweit rekonstruieren, dass die Mädchen wieder versucht hatten, ›Puppe Lola‹ hinzustellen. Woraufhin sie noch mal hingefallen war, nur sich diesmal auf ihre Zunge gebissen hatte. Die sie – wie immer – aus dem Mund hatte heraushängen lassen.

Als das Blut nicht mehr so stark floss, wurde das gesamte Ausmaß des Schadens sichtbar. Eine breite Wunde klaffte in der Mitte der Zunge. Fast hätte Lola sich ein Stück davon abgebissen. Ihre Blutstaufe zum vorgezogenen Kindergarteneintritt.

Seit diesem Tag hatte Lola ihre Zunge auf jeden Fall viel seltener draußen. Und wir hatten ein Entscheidungsproblem weniger. Und haben diese Entscheidung nicht einen Tag bereut.

Fördern auf Spanisch

Ein quadratischer Neubau aus hellem Stein, eingeklemmt zwischen den hübschen Altbauten mit gusseisernen Balkonen. Hier saß die »Fundació Catalana Síndrome de Down«. So etwas wie das »Down-Syndrom Infocenter« auf Spanisch, pardon: auf Katalanisch.

Nach vier Tagen Mittelmeer und schönstem Sommerurlaub in Cadaqués, waren wir für drei Tage bei Ricardos Bruder in Barcelona. Saßen draußen in Cafés, während die Kinder zusammen mit den Hunden über die Plätze rannten und Lolas Bauch schon ganz schwarz war. Weil sie auch rennen wollte, aber immer noch nicht hochkam vom Boden. Noch nie war sie so schmutzig. Aber sie strahlte.

Ich öffnete die Glastür und betrat das kühle Foyer. Vor zwei Tagen war ich zum ersten Mal hier gewesen und hatte zwei Stunden in der Bibliothek recherchiert, wie Frühförderung auf Spanisch aussah. Was machten die hier mit den Kindern, dass es jemand wie Pablo Pineda zum Hochschuldiplom geschafft hatte? Auf der Suche nach einem Gesprächspartner hatte mir eine junge Frau an der Rezeption einen Termin bei einer Psychologin angeboten. Für heute.

Die Psychologin hatte kurze gewellte Haare, ein rechteckiges Gesicht und sah aus, als hätte sie gerade ihre Küchenschürze abgelegt. Sie deutete auf den Stuhl neben sich und bat mich, Platz zu nehmen. In der Hand hielt sie einen Block. Wollte sie eine Therapiesitzung mit mir machen?

»Erzählen Sie mir von Ihrer Familie. Wie geht es Ihnen?«, fragte sie und schaute mich erwartungsvoll an.

Wieso fragte sie nach unserer Familie? Ich war wegen Lola hier. Ich erzählte, dass wir zwei Kinder haben. Greta, drei Jahre alt, und Lola, anderthalb Jahre. Und die Kleine habe Down-Syndrom. Und es würde mich sehr interessieren, wie wir sie optimal fördern könnten.

Ich erzählte, wie wach und aufmerksam Lola sei, dass sie fast selbstständig essen könne und eine gute Feinmotorik habe. Welche Therapien wir schon mit ihr gemacht hatten. Dass wir Gebärden verwendeten und »Frühes Lesen«, aber sprachlich noch nicht so viel komme. Dass sie eine schwere Lungenentzündung gehabt habe, ihre körperliche Entwicklung seitdem stagniere und sie immer noch nicht krabbeln könne.

In einer meiner Redepausen unterbrach mich die Psychologin.

»Wissen Sie. Wir kümmern uns hier in erster Linie um ein Baby. Und um seine Familie. Nicht um ein Baby mit Down-Syndrom.« Sie blickte mir direkt in die Augen, als sie sprach. »Und wir kümmern uns um die ganze Familie. Denn ein Kind kann nicht existieren ohne seine Familie. Sie ist seine Basis. Wenn wir etwas verändern wollen, dann die Familie, nicht das Kind.«

Kein Wort hatte ich zu uns gesagt. Greta, der Papa, ich, die Oma, die Abuela ... Nur Lola, immer nur Lola. Alles, was sie konnte und was sie noch nicht konnte. Seit Lola lebte, ging es darum. Um ihre Potenziale, um ihre Möglichkeiten. Sie zu fördern.

»Wir hier«, sagte die Psychologin, »kümmern uns zuallererst um die Eltern. Denn die stehen vor einer neuen, für sie schrecklichen Situation. Keiner will ein behindertes Kind. Niemand! Niemand wünscht sich das. Auch diese Eltern haben sich das nicht gewünscht.«

Mein Atem stockte. Was sagte diese Frau da? So offen und direkt? Die Eltern im Hof bei Annette, die abrückten von uns. Diese Frau sprach aus, was alle immer nur dachten. Und niemand je zu sagen wagte. Alle erzählten immer nur, wie schön Holland ist. Und von den Potenzialen.

Und doch. In der ersten Nacht. Direkt nach Lolas Geburt. Wie ich dalag und über mir die schwarze Wand und dieses Wissen. Nur eines wollte ich. Aufwachen. Lass es ein Traum sein, bitte nur ein Traum. Aber niemals hätte ich es offen zugegeben. Zu denken, geschweige denn zu sagen gewagt. Meiner Familie gegenüber, meinen Freunden. Und diese Psychologin? Sprach es aus. Ganz laut und selbstverständlich. ›Keiner will ein behindertes Kind.‹

Sie fuhr fort. »Die Eltern sind zutiefst verletzt und enttäuscht. In ihrem narzisstischen Kern getroffen. So viele Hoffnungen haben sie in dieses Kind gesetzt. So viele Träume. Alle vernichtet.«

Die kleine Maria in ihrem Spitzenkleidchen, wie sie über die Wiese rannte. Alle jubelten. Aber Lola lag nur und guckte. Niemand jubelte.

»Die meisten Eltern kommen nicht mit der Situation zurecht«, sagte sie. »Aber das ist normal. Denn sie sind Menschen. Keine Heiligen. Wir wollen ihnen helfen, ihre Gefühle zuzulassen. All die Frustration und die Trauer. Denn in erster Linie ist es Trauerarbeit. Trauer um das Kind, das sie nicht bekommen haben.«

Wie konnte sie so tief in mich blicken? Viel tiefer als ich selbst. Ich musste an den Engel denken, der in der Uniklinik zu mir gesprochen hatte. Mir erlaubt hatte, meine Schleusen zu öffnen. Während ich Milch abpumpte für Lola, deren Leben an einem Schlauch hing. Wie alles herausgebrochen war. Auch hier sprach ein Engel. Wie sie mich anschaute dabei. Ich senkte den Blick.

»Die Eltern dürfen diese Gefühle haben«, sagte sie. »Sie müssen sie rauslassen dürfen. Dafür sind wir da. Dass sie all die Tränen weinen. Dass sie sich reinigen. Und dann mit der Zeit sich ihrem Kind öffnen können. Dem Kind, das sie bekommen haben. Das anders ist als sie gehofft haben.«

Ricardo, in der ersten Nacht. ›Das ist das Ende‹, hatte er gesagt. Und wie er geweint hatte, am Telefon. Tagelang immer nur diese Trauer in seinem Blick. Und ich? Ich hatte nie geweint, nie geschrien, nie getrauert. Hatte versucht, die Heilige zu spielen. Mich davon zu überzeugen, dass es gut so war, wie es war. Dass Lola ein Geschenk war.

Ich war wütend auf alle, die mir zeigten, dass wir einen schweren Weg gingen. Meine Mutter, die nach Hinweisen dafür suchte, dass Lola doch kein Down-Syndrom hatte. Die Blicke der Eltern im Hof bei Annette. Und der Brief der Mutter, die ›nicht wusste, was sie jetzt sagen sollte‹. Dass ich Lola nicht so wollte, wie sie war? Niemals hätte ich das vor anderen zugegeben. Aber vielleicht war es genau das, was es so verdammt schwer machte? Endlich jemand, der ehrlich war. Der es aussprach.

Die Psychologin räusperte sich und sprach weiter. »Wir wollen den Eltern helfen, ihrem Kind zuzuschauen, ihm zuzuhören, es zu verstehen. Seine Rufe nach Aufmerksamkeit, seine ersten Kommunikationsversuche. Ob es Hunger hat oder müde ist.« Sie hielt inne. Wie eine Mutter, die auf die Reaktion ihres Kindes wartet. Geduldig und präsent.

»Wir wollen ihnen helfen, seinen langsameren Rhythmus zu verstehen, seine veränderten Zeiten, seine Bedürfnisse. Sich auf ihr Kind einzulassen. Echten Kontakt zu ihm zu bekommen. Es anzunehmen, so wie es ist.«

Lola auf meinem Arm im Krankenhaus. Ihr Gewicht, ihr Atem. Wie wir eins waren. Wie es hindurchfloss durch mich. Mutter und Kind. In Verbindung. Wann danach hatte ich mich je wieder so verbunden gefühlt mit ihr?

Wie ich Wahrscheinlichkeiten berechnete für das Vorliegen der Diagnose Down-Syndrom. Sie von außen nur anschaute. In der Physiotherapie, an ihr zog und zerrte. In der Hoffnung, dass sie endlich ordentlich robbte oder krabbelte. In Kontakt sein. Das war wichtig für Lola.

Die Psychologin sprach weiter. »Sich angenommen und geliebt fühlen. Spüren, dass man verstanden wird. Das ist die wichtigste und entscheidendste Basis für Entwicklung. Alle Kinder brauchen das. Kinder mit Down-Syndrom sind da keine Ausnahme.«

Was für eine Sicht auf Entwicklung. Immer erzählten alle von der ›normalen Entwicklung‹. Und wie wir Lola der Norm annähern konnten. Durch frühe Förderung und Anregung. Frau Lange, die sie ihre Sit-ups machen ließ. Frau Sammler, die sie sprachlich begleitete.

Aber um all das ging es gar nicht. Es ging vor allem darum, im Kontakt zu sein mit Lola. Sie zu sehen, so wie sie war. Ihren

Atem zu spüren, ihr Gewicht. Ihren Ruf nach Liebe und Aufmerksamkeit. Sie zu halten und ihr zu sagen. Ich liebe dich. Genauso wie du bist. Dich!

Die Psychologin blickte mich an. Ließ ihren Worten Zeit, in mich einzudringen. »Wenn die emotionale Basis fehlt«, sagte sie, »kommt es zu Entwicklungsproblemen. Bei jedem Kind. Deswegen wollen wir den Eltern helfen, sich ihrem Kind emotional zu öffnen. Aber dafür müssen sie erst einmal alle Schleusen öffnen und die Tränen rauslassen. Dafür sind wir da.«

Ich durfte fühlen, was ich fühlte. Ja, ich musste es sogar. Ins ›Gefühl‹ kommen. Hindurch durch all das Negative, den Schmerz, die Trauer. Es rauslassen. Nur dann konnte ich auch die guten Gefühle der Liebe fühlen. Das eine war nicht ohne das andere zu haben.

Und ich? Unterdrückte den Schmerz und die Trauer. Verbot ihm den Eintritt. Leer und ausgedörrt fühlte ich mich. Verstaubt und ohne Gefühl. Aber es kam wieder hoch, an anderen Stellen. Alles war da. So lange ich es nicht wirklich raus ließ, stellte es sich zwischen mich und Lola. Verhinderte, dass ich in Verbindung treten konnte. Mit Lola. Und mit mir selbst. Was dasselbe war.

Die Psychologin blickte mich an und lächelte. »Wenn die Basis stimmt, wissen die Eltern von alleine, was gut ist für ihr Kind und für sie selbst. Dann braucht man gar nicht so viel zu ›stimulieren‹. Deswegen sprechen wir von unserer Tätigkeit auch nicht mehr von ›Frühförderung‹, sondern von ›Früher Aufmerksamkeit‹.«

Was für eine Befreiung. Wenn Lola und ich in Verbindung waren, brauchte ich keinen Therapeuten mehr, der mir sagte, was ich zu tun hatte. Wie ich mit Lola sprechen sollte. Ihre motorische Entwicklung anregen konnte. Dann wusste ich ganz alleine, was sie brauchte. In Liebe verbunden. Mehr nicht. Und doch so viel.

Ich musste an das Buch von Magda Gerber denken, das Uta mir nach Gretas Geburt geschenkt hatte. »Dein Baby zeigt dir den Weg.« Da stand etwas von »achtsam sein«. Das Kind beobachten. Still und ohne Erwartung. Es kennenlernen. Seinen Rhythmus, seine Interessen, seine Eigenarten. Ihm vertrauen. Darin lag der Schlüssel. Bei jedem Kind.

Es gab nicht Lola, die Außerirdische, mit den ihr eigenen Regeln und Gesetzen, die nur Eingeweihte verstehen. Und alle anderen Kinder, deren Bedürfnisse eine Mutter auch ohne Gebrauchsanweisung verstehen konnte. Nein. Wenn ich zuhörte und meine Augen öffnete, meine Gefühle zuließ und mich mit Lola verband, wusste ich als Mutter, was sie brauchte. Dann konnte ich ihr alles geben, was sie für ihre gute Entwicklung brauchte.

Dann wusste ich intuitiv, wo ich ihr Bewegungsanreize geben konnte. Sie animieren konnte, über Kissen zu klettern. Ohne ihr zu früh zu helfen. Weil ich es ihr zutraute. Mit ihr Bilderbücher anschauen und Lieder singen. Weil sie begeistert mit den Armen wedelte und strahlte.

Ich hatte die Dame im ersten Moment unserer Begegnung unterschätzt. Eine unbekannte Psychologin, an deren katalanischen Namen ich mich schon an der Ausgangstür nicht mehr erinnern konnte.

Anderthalb Stunden hatten wir gesprochen. Aber dieses Gespräch hat meine Beziehung zu Lola stärker verändert und bereichert als Dutzende von Therapiesitzungen und die Lektüre so vieler Bücher und Zeitschriften. Weil sie sich Zeit genommen hatte für mich und meine Gefühle. Mir Raum gegeben hatte für den Schmerz. Weil sie mir erlaubt hatte, zu fühlen, was ich fühlte. Und ich dadurch endlich frei geworden war, mich wirklich auf Lola einzulassen, so, wie sie war.

Gu(c)k doch mal!

Seit Lola zehn Monate alt war, verwendete ich Gebärden mit ihr. Jetzt war sie fast zwei Jahre alt und hatte einen »Wortschatz« von etwa 40 bis 50 Gebärden. An Worten sagte sie nur »Mama« und »Papa«. Und »da«. Ansonsten nichts.

Durch die Gebärden war sie in der Lage, sich uns mitzuteilen. Konnte ausdrücken, was sie wollte. Sprachlich schaffte sie das noch lange nicht. Das war typisch für Kinder mit Down-Syndrom, die fast alle recht spät sprechen lernen. Es ist häufig der Entwicklungsbereich, der am stärksten hinter den Fähigkeiten altersgleicher Kinder hinterherhinkt.

Obwohl es viele Unterschiede bei den Kindern mit Down-Syndrom gibt. Manche sprechen schon mit zwei Jahren in kurzen Sätzen und im Vorschulalter in Haupt- und Nebensätzen. Die Meisten lernen jedoch erst mit vier bis fünf Jahren ihre ersten Worte und dann langsam und mit Mühe mehr Vokabular und Grammatik.

Fast allen Kindern mit Down-Syndrom fällt es leichter, Gebärden zu lernen. Sie sind sichtbar, was dem guten visuellen Gedächtnis von Kindern mit Down-Syndrom entgegenkommt. Und vergehen nicht so schnell wie die kurzen und schnellen Lautabfolgen der gesprochenen Sprache. Und die Gebärden erfordern keine komplizierten und präzisen Zungenbewegungen in genauer zeitlicher Abfolge wie die gesprochene Sprache.

Immer wieder hört man den Einwand, dass durch die Verwendung von Gebärden der Erwerb von Lautsprache verhindert bzw. verzögert wird. Aber das Gegenteil ist der Fall. Eine

Reihe von Studien kann belegen, dass Kinder mit Down-Syndrom, die von klein auf Gebärden verwendet haben, auch früher sprechen lernten. Denn die Kinder lernten von Anfang an, dass sich »Kommunikation lohnt«. Erst mit Gebärden, später mit Worten.

Die Gebärdenunterstützte Kommunikation (GuK) zur Sprachförderung von Kindern mit Down-Syndrom ist von Frau Prof. Dr. Etta Wilken entwickelt und in Deutschland etabliert worden. Sie hat eine Sammlung von 100 bzw. 200 Wort-/Bild- und Gebärdenkarten erstellt, die man beim Down-Syndrom-Infocenter beziehen kann. Die Gebärden sind angelehnt an die Gebärden der Deutschen Gebärdensprache (DGS), aber so vereinfacht, dass Babys und Menschen mit Lernschwierigkeiten sie gut nachahmen können.

Ich selbst hatte die Gebärden zunächst nicht über die GuK-Karten von Frau Prof. Wilken gelernt, sondern in einem »Babyzeichensprachekurs« bei uns in der Nachbarschaft. Am schwarzen Brett im Mütterzentrum in Plagwitz hatte ich einen Aushang gesehen, dass noch Teilnehmer für einen »Babysigning«-Kurs gesucht wurden. Eine Welle, die aus den USA zu uns herüber geschwappt war. Fördere angeblich die Intelligenz und erleichtere die Kommunikation mit einem noch nicht sprechenden Baby. Weil es sich durch Gebärden mitteilen könne, noch bevor es Worte habe – und nicht mehr zu schreien brauche.

Lola war begeistert von dem Kurs. Vor allem von den vielen Liedern und musikalischen Angeboten. Sie rasselte und schüttelte die Shaker und schaute mit offenem Mund den Gebärden zu, mit denen die Kursleiterin die Lieder begleitete. Musik war schon immer ihr Liebstes gewesen. Endlich hatte ich einen ganz normalen »Krabbelgruppen«-Termin, der nicht nach Therapie roch, sondern nach Spaß und netten Schwätzchen mit anderen jungen Frauen.

Sechs oder sieben Gebärden suchte ich mir aus, die ich ab jetzt immer bei uns zu Hause verwendete. Essen, Trinken, Mama, Baden, Schlafen, Lampe, Musik und Puppe. Wann immer ich mit Lola sprach, begleitete ich das Schlüsselwort mit der passenden Gebärde.

»Möchtest du etwas trinken, Lola?« Und ich gebärdete »Trinken«. Hand zum Becher formen und an den Mund führen.

»Komm, wir gehen jetzt baden!« Und ich gebärdete »Baden«. Beide Hände zu Fäusten geballt vor der Brust abwechselnd auf und ab reiben. Lola guckte mich fasziniert an, viel intensiver als ohne Gebärde. Und trank oder badete.

Fünf Monate lang verwendete ich Gebärden. Und Lola schaute zu. Ohne auch nur die Andeutung einer Gebärde zu zeigen. Als sie etwa 16 Monate alt war, führte sie öfters ihre Hand beim Essen ins Gesicht, als wolle sie sich abwischen. Erst fiel es mir gar nicht auf. Doch als sie es immer öfter machte, verstand ich, dass das ihre Gebärde für »Essen« war. Ihre erste Gebärde. Essen!

So wie jedes kleine Kind verwaschen und undeutlich spricht und viele Laute ersetzt oder weglässt, war auch ihre Gebärde relativ weit entfernt von meiner erwachsenen Gebärde für »Essen«. Bei der man die Hand mit den zusammengeführten Fingern an die Lippen führt, als wolle man sich ein Bonbon in den Mund stecken. Lola hingegen patschte sich mit der vollen Hand ins Gesicht. Aber die Botschaft war dieselbe. Sie hatte Hunger!

Von da an lernte Lola alle paar Wochen eine neue Gebärde. Trinken, Baden, Fisch, Hund, Vogel, Hase, Puppe, Lampe,
Mama, Papa, Musik, Telefon, Auto. Erst imitierte sie nur, was
ich ihr vormachte. Aber schon im Sommer verwendete sie die
Gebärden auch spontan. Um uns zu sagen, dass sie einen Hund
gesehen hatte. Müde war. Oder Durst hatte. Alles Dinge, die sie
uns sonst nicht hätte mitteilen können.

Lolas wichtigste Gebärde wurde bald »mehr«. Mehr Kekse,
mehr Nudeln, mehr vorlesen, mehr singen. Und als ich in Spanien an der Küste stand und Lola zum ersten Mal ganz bewusst
das Meer zeigte und ihr mehrfach deutlich sagte: »Lola, schau
mal, das Meer«, gebärdete sie ebenso »mehr«.

Nach Ende des Babyzeichenkurses hatte ich mir dann doch
die GuK-Karten vom Down-Syndrom-Infocenter bestellt. Sie
sortiert und daraus Bild-Gebärden-Bücher für Lola gebastelt,
die sie liebte. Immer wieder mussten wir sie angucken, und ich
musste dazu gebärden. Bis Lola die Gebärden alle kannte. Gerne wollte ich einmal Frau Prof. Wilken kennenlernen und mehr
über ihre Methode erfahren.

In den ersten Jahren

Dieser Geruch. Von feuchtem Laub, Erde und Wald. Als ich aus dem Bus stieg, fühlte ich mich sofort zurückversetzt in meine Kindheit. Marburg an der Lahn. Hier war ich geboren, aber mit drei Jahren wieder weggezogen. Erinnern konnte ich mich an nichts. Aber Gerüche sind tief eingegraben in das emotionale Gedächtnis.

Am liebsten wäre ich sofort in den herbstlichen Hügeln spazieren gegangen. Doch das Seminar ging in fünf Minuten los. Ich eilte in den weißen Flachbau. »Bundesvereinigung der Lebenshilfe für Menschen mit geistiger Behinderung e. V.« stand am Eingang.

Lola bekam ein Kreppband mit ihrem Namen hinten auf den Pulli geklebt, damit die Leute von der Kinderbetreuung ihren Namen wussten. Ihre Trinkflasche, ihre Reiswaffeln und ihr Wickelzeug legte ich in eine Schale, ebenfalls mit ihrem Namen gekennzeichnet. Die machten das nicht zum ersten Mal. Die Atmosphäre war liebevoll und herzlich.

Einmal im Jahr wurde das Seminar »In den ersten Jahren« veranstaltet, für Eltern von Kindern mit Down-Syndrom vom Baby bis zum Alter von etwa drei Jahren.

Der stellvertretende Vorsitzende der Bundesvereinigung der Lebenshilfe würde zum Thema »Recht« referieren. Frau Prof. Etta Wilken zum Thema »Therapie und Förderung«. Endlich würde ich diese Frau persönlich erleben. Der Saal war voll. Ich setzte mich auf einen der wenigen freien Plätze. Der Vortrag des Vorsitzenden hatte schon begonnen.

Seit Lola lebte, hatte ich mich intensiv mit den verschiedenen Therapie- und Fördermöglichkeiten für Kinder mit Down-Syndrom auseinandergesetzt. Alle rechtlichen Fragen bis jetzt aber konsequent ignoriert.

Zwei Stunden lang erfuhr ich nun Wissenswertes über den Behindertenausweis und die mit den verschiedenen Merkzeichen verbundenen Vorteile. Bekäme Lola ein B, bedeutete das freie Fahrt mit Bus und Bahn. Ein H eine Befreiung von der Kfz-Steuer, wenn wir das Auto auf sie anmeldeten. Ich hörte zum ersten Mal von den Leistungen der Pflegeversicherung und wie man ein Pflegetagebuch führt. Und wie viele Stunden Pflege ein »Durchschnittskind« benötigt. Von der UN-Behindertenrechtskonvention und Lolas Recht auf einen Platz in der allgemeinen Regelschule. Und über das Behindertentestament, und dass Lola kein Vermögen ansparen sollte, da es bis auf ein paar Tausend Euro von der Sozialhilfe in Anspruch genommen werden könnte, falls sie im späteren Leben darauf angewiesen sein sollte.

Bis jetzt hatte ich mich mit all dem noch nicht beschäftigt. Das Wort »behindert« wollte mir nicht über die Lippen, und ebenso wenig wollte ich es schwarz-weiß auf Papier lesen. Weder auf dem Behindertenausweis noch als Zahlungseingang von der Pflegekasse. Im Vortrag wurde mir klar, wie viele Hundert Euro mir dadurch durch die Lappen gingen. Es war mir egal.

Nach der Kaffeepause referierte Frau Prof. Etta Wilken zum Thema »Therapie und Förderung«. Sie war Mitte sechzig, ihre halblangen blonden Haare, ihre drahtige Figur und die Dynamik ihres Wesens verliehen ihr etwas Jugendliches. Ich hatte erwartet, detaillierte Hinweise für bestimmte Therapie- und Fördermöglichkeiten zu erhalten. Vor- und Nachteile von Bobath im Vergleich zu Vojta. Konkrete Sprachübungen und Anleitungen zu ihrer Umsetzung. Das übliche Programm der deutschen Fördermentalität. Aber Frau Wilken überraschte mich.

»Das einzig wirklich Wichtige für Ihr Kind ist eine liebevolle familiäre Umgebung! Alles andere ist nachrangig. Liebevolle Aufmerksamkeit, natürliche Anregungen und Konsequenz im Alltag sind die Faktoren, die die Entwicklung voranbringen. Wie bei jedem anderen Kind auch. Kinder, denen es daran mangelt, entwickeln sich viel schlechter und vertrocknen wie eine Pflanze, der man kein Wasser gibt.«

Mir war, als hörte ich die spanische Psychologin sprechen. Hatte diese Sicht – liebevolle Bindung als Basis für Entwicklung – doch weniger mit nationalen Unterschieden zu tun als mit der Einstellung des Therapeuten?

Frau Wilken erklärte, dass vor allem die Kinder, die von ihren Familien getrennt in einem Heim aufwuchsen sich auffällig entwickelten. Kinder, die emotional vernachlässigt wurden.

Als die Frage nach Therapien aufkam, welche und wie viele nötig seien, antwortete Prof. Wilken, dass »Therapien so lange sinnvoll sind, wie wir uns als Eltern damit wohl fühlen und sie in den Alltag integrieren können und wollen. Wenn es für uns nur Druck und Stress bedeutet, ist es besser, damit aufzuhören.«

An drei Tagen die Woche ging ich mit Lola zur Therapie. Dienstag Logopädie, Mittwoch Frühförderung, Freitag Physiotherapie. Morgens und nachmittags musste ich mit ihr Übungen zu Hause machen. Ihre Sit-ups, wechselnde Bobath-Übungen, das Bilder- und Wort-Lotto, die Übungen zur Mundmotorik. Wenn ich alles gewissenhaft machte, war ich einen halben Tag beschäftigt. Druck und Stress war gar kein Ausdruck.

Frau Wilken erklärte, dass »Therapien gar keinen so starken Einfluss haben, wie vielfach angenommen wird. Obwohl sich die Kinder in Phasen intensiver therapeutischer Interventionen oft etwas schneller entwickeln, gleicht sich dieser Entwicklungsvorsprung über die Jahre oft aus. Und auch wenn sich manche Kinder mit bestimmten Therapien sehr viel besser zu entwickeln scheinen«, sagte sie, »wissen wir doch nie, was das Kind selbst dazu beigetragen hat. Und jedes Kind ist anders.«

Wie oft fragte ich mich, ob ich nicht doch lieber Vojta mit Lola gemacht hätte. Dann könnte sie bestimmt schon krabbeln und vielleicht sogar schon laufen. Doch weil das eine Kind sich motorisch mit Vojta sehr gut entwickelte, hieß das nicht zwangsläufig, dass es bei Lola genauso sein würde. Jedes Kind war anders.

»Wissen Sie«, sagte Frau Wilken, »laufen lernen eigentlich alle Kinder mit Down-Syndrom. Früher oder später. Zwischen anderthalb und fünf Jahren. Die Entwicklungsspanne ist riesig.« Und sie erzählte von einem Mädchen, das sogar erst mit sieben Jahren laufen gelernt hatte. »Aber heute läuft sie gut und sicher! Sinn der Therapie besteht nicht darin, die Entwicklung zu beschleunigen, sondern die Qualität der Bewegung zu verbessern. Darum geht es!«

Ich war begeistert. Eine deutsche Professorin schüttete uns nicht zu mit komplizierten Fördertechniken, für die wir die fachkundige Anleitung eines Experten brauchten. Sondern ermutigte uns als Eltern dazu, unseren eigenen Weg zu gehen.

Lola die Zeit geben, die sie braucht. Ihrem Entwicklungsdrang vertrauen. Und unsere gemeinsame Zeit so schön und aufregend wie möglich zu gestalten. So, wie es jede Mutter und jeder Vater tut. Endlich hatte ich es auch von offizieller deutscher Seite, dass ich als Mutter kompetent war.

Natürlich konnten wir Eltern unsere Kinder zu Hause fördern und fordern. Aber immer mit Freude und in kleinen Dosen, und niemals mit dem verzweifelten Wunsch, unser Kind dadurch möglichst der Norm anzunähern.

Sondern mit dem Ziel, es zu einem selbstbewussten kleinen Menschen zu erziehen, der weiß, was er will und seinen Weg geht. Glücklich, zufrieden und so eigenständig wie möglich!

Geduld, Geduld

Lola saß im Sandkasten und schippte Sand. Schaufelte mit ihrer kleinen roten Schaufel, bis das Förmchen überquoll. Klopfte den Sand fest. Und guckte. Und grinste. Und schaufelte und klopfte. Während Greta zur Rutsche rannte und sechsmal runter rutschte und im Häuschen mit den anderen Kindern Kuchen backte und auf die Drehscheibe kletterte und auf das Dach des Häuschens und dann auf den Baum. Lola saß und schaufelte. Und klopfte und guckte.

Manchmal versuchte ich mir Lola vorzustellen, ganz ohne schräge Augen und dicken Bauch, wie sie auch so schnell rannte und lustig erzählte und mit den anderen Kindern spielte. Und niemand sie anguckte, komisch heimlich von der Seite. Wie sie wohl aussähe? Aber das Bild in meinem Kopf blieb leer.

Wann würde sie endlich lernen zu krabbeln? Nicht mehr so komisch robben. Mit dieser Paralleltechnik, die sie nur daran hinderte, in die Überkreuzbewegung des Krabbelns zu kommen. In einem Jahr sollte sie in den Kindergarten. Wie sehr wünschte ich mir, dass sie da laufen könnte. Seit einem Jahr robbte sie nun schon.

Frau Wilken hatte von dem Mädchen erzählt, das erst mit sieben Jahren laufen gelernt hatte. Gut und sicher. Aus der Distanz war diese Information erträglich. Betraf sie Lola, ein Ding der Undenkbarkeit.

Am Freitagmorgen waren wir wieder zur Physiotherapie bei Frau Lange. Seit Wochen trug ich mich mit dem Gedanken, ihr meine Zweifel an Bobath mitzuteilen. Meine Überlegung, mit

Lola Vojta zu machen. Alle Kinder, die ich kannte, deren Eltern von klein auf mit den Kindern Vojta-Übungen gemacht hatten, waren sehr früh gekrabbelt und gelaufen. Spätestens mit 1,5 Jahren. Die Kinder waren mobil, ihre Bewegungen fließend.

Frau Zilske hatte erzählt, dass sie mit ihren Adoptivtöchtern noch heute jeden Tag Vojta-Übungen macht. Fielen die Übungen eine Zeitlang aus, erinnerten die Bewegungen ihrer Kinder wieder an die stereotypen Bewegungsmuster bei Down-Syndrom. Wie zwei junge Rehe waren die beiden hereingehüpft in den Vortragsraum. So sollte auch Lola hüpfen. Nicht sitzen und schaufeln.

Frau Lange zog die Augenbrauen hoch. »Das ist deine Entscheidung. Wenn du eine Zeitlang Vojta ausprobieren möchtest, können wir eine Therapiepause einlegen.« Und ich hatte mir solche Sorgen vor ihrer Reaktion gemacht. Als würde sie es mir persönlich übel nehmen, wenn ich eine andere Therapieform der ihren vorzog.

Sie kniff die Augen leicht zusammen, während sie Lola beobachtete. »Aber ich glaube, dass es keine wirkliche Alternative ist für Lola. Da hättest du ganz klein mit ihr anfangen müssen. Sie wird sich vehement dagegen wehren, in bestimmten Stellungen fixiert zu werden. Und bei ihrer Kraft wirst du sie kaum halten können.«

»Ja, ich weiß«, sagte ich. Wie sie sich schon gegen die Sit-ups wehrte, oder wenn ich sie mal in einer bestimmten Position festhielt. Zehn Sit-ups am Morgen, zehn Sit-ups am Abend. Das war das Minimum, was ich mir gesetzt hatte. Aber wir schafften es höchstens an drei Tagen die Woche. Vojta machte nur Sinn, wenn man es drei-, besser viermal täglich durchführte. Zehn

Minuten lang. Ich hatte meinen Plan nicht konsequent zu Ende gedacht.

»Ein Kind lernt dann laufen, wenn es dazu bereit ist. Nicht vorher«, sagte Frau Lange. Das klang eher nach Emmi Pikler.

»Schau doch mal, wie gut sie sich mittlerweile bewegt. Wie schön sie mit geradem Rücken im Langsitz sitzt. Wie flüssig sie in den Kniestand geht und sich alleine hinstellen kann. Und wie gut sie sich mittlerweile auch im instabilen Seitsitz abstützt. Wollte man ihre Bewegungen auf einer Skala von eins bis zehn bewerten, würde ich ihr acht Punkte geben. Nur krabbeln kann sie eben noch nicht.«

Was für Worte. Von Frau Lange, die sonst immer trieb und forderte. Mir all das zeigte, was Lola noch nicht konnte. Sie triezte und trainierte. Und ich hatte seit Wochen das Gefühl, dass Lola keine Fortschritte in der Grobmotorik machte.

»Und schau doch mal. Wie gut Lolas Feinmotorik ist. Wie geschickt sie mit beiden Händen hantiert, mit dem Pinzettengriff einen klitzekleinen Gegenstand sicher platziert. Sobald sie laufen kann, rückt all das erst einmal in den Hintergrund. Dann wird sie voll und ganz mit Laufen beschäftigt sein. Bis dahin kann ich mit ihr auch noch an der Feinmotorik arbeiten. Wenn sie mit drei Jahren sicher frei laufen kann, ist das doch vollkommen in Ordnung.«

Laufen mit drei Jahren? Sicher und frei? Das würde genau für den Kindergarten reichen. In einem Jahr. Vielleicht war doch kein Therapiewechsel nötig. Bald würde Lola auch mit Bobath laufen lernen. Wenn sie dazu bereit war. Ich musste Geduld haben. Nicht aufgeben, auf den letzten Metern. Wo wir in den letzten Monaten so weit gekommen waren.

In der Straßenbahn auf dem Rückweg nach Hause war Lola weinerlich. Sie jammerte und ließ sich weder auf dem Arm noch durch ein Brötchen beruhigen. Als ich sie zum Mittagsschlaf ins Bett legte, begann sie zu husten. Ihre Stirn war heiß. 38,7 Grad zeigte das Fieberthermometer.

Die Erinnerung an ihre Lungenentzündung war noch frisch. Die hatte auch so begonnen. Mit Husten und Fieber.

Manchmal hatte ich das Gefühl, als würde Lola immer dann mit Krankheit reagieren, wenn ich zu viel Druck machte. Wenn sie spürte, dass ich an ihr zog und zerrte. Sie nicht mehr annahm, so wie sie war.

Wie war damals noch mein Mantra gewesen, das geholfen hatte, sie wieder in die Gesundheit zu katapultieren? All die positiven, Kraft spendenden Gedanken? Ich musste sie wieder in mir aktivieren.

Ich liebe Lola, so, wie sie ist.
Ich liebe mich, so, wie ich bin.
Lola ist stark.
Sie ist gesund.
Ich bin dankbar, für alles, was wir haben.
Für die gute Therapeutin.
Für Ricardo, der uns unterstützt.
Für meine Familie.
Für all die Liebe.
Lola braucht ihre Zeit.
Sie wird ihren Weg gehen.
In ihrem Tempo.
Sie wird krabbeln lernen.

Sie wird laufen lernen.

Ich liebe sie.

So, wie sie ist.

Ich nahm Lola auf den Schoß und kuschelte mit ihr. War sanft und geduldig. Ich sang ihre Lieblingslieder und machte Himpelchen und Pimpelchen. Und um sie doch noch zum Schlafen zu bewegen, ging ich mit ihr im Tragetuch spazieren. Als wir wieder nach Hause kamen, war das Fieber weg. Und Lola ausgeglichen und fröhlich.

Wunderheilung durch Liebe und Entspannung. Annahme und Zuwendung. Immer wieder erstaunte es mich, wie schnell und zuverlässig Lola darauf reagierte. Wie durchlässig sie war für meine Emotionen. Meinen Glauben an sie. Meine Liebe.

Als ich sie am Abend badete, hielt sie sich wie immer mit beiden Händen am Wannenrand fest. Doch auf einmal nahm sie eine Hand vom Rand weg. Und plötzlich auch die andere. Und dann stand sie ganz frei in der Wanne. Die Arme in der Luft. Und strahlte.

Ich glaubte es nicht. Zum allerersten Mal versuchte Lola, frei zu stehen! Ohne sich festzuhalten. Ganz alleine! Wie um zu sagen, Mama schau! Ich kann das alles!

Ich jubelte. »Lola, du kannst stehen. Du kannst ganz alleine stehen!« Da plumpste Lola rückwärts in die Wanne und landete mit einem Platsch im Wasser. Vor Schreck heulte sie auf. Ich jubelte weiter.

Arme Lola.

Viel Geduld musste sie haben, mit so einer Mutter!

Workcamp zu Hause

Draußen regnete es in Strömen. Obwohl es erst kurz nach 16 Uhr war, war es schon dunkel. Ich mochte den Herbst. Ich konnte ohne schlechtes Gewissen zu Hause bleiben, ein paar Kerzen anzünden, Tee trinken, mit den Kindern auf dem Sofa kuscheln, CDs hören und Bücher anschauen.

Wir brauchten nicht auf den Spielplatz zu gehen. Sondern konnten unsere kleine heile Welt zu Hause bauen. Wo niemand Lola komisch von der Seite anschaute. Mit diesen Fragen im Blick. Im Herbst und im Winter vergaß ich immer, dass Lola Down-Syndrom hat.

»Komm, Greta«, sagte ich. »Such dir ein Buch aus.« Ich saß auf dem Sofa, die Füße unter der Decke. Lola lag auf dem Teppich und blätterte in einem Katalog. Vollkommen mit sich selbst beschäftigt. Greta rannte ins Kinderzimmer und kam wieder, mit dem Michel-Buch. Sie kuschelte sich neben mich unter die Decke. Ich begann zu lesen.

Lola kam zu uns zum Sofa gerobbt und zog an meiner Hose. Ich hob sie hoch und setzte sie neben mich, auf die andere Seite. Und las davon, wie Michel seinen Kopf in die Suppenschüssel steckte und nicht mehr raus kam. Und Greta lachte und guckte ganz erschreckt, als Michel den Kopf auf den Tisch hieb und die Suppenschüssel zersprang. Lola begann zu quengeln. Weil sie nichts verstand von Suppenschüsseln und Köpfen, die feststecken.

»So, und jetzt mach ich was mit Lola«, sagte ich, als die Geschichte fertig war.

»Nein, du sollst weiterlesen«, rief Greta und brach in Tränen aus.

»Jetzt ist Lola dran. Ich hab dir gerade eine Geschichte vorgelesen. Jetzt spiele ich mit Lola. Danach lese ich wieder eine Geschichte für dich.«

Ich ging zum Schrank und holte das Bilderlotto. »Lola, komm. Wir spielen mit den Karten.« Das liebte Lola. Ein Brett mit neun Feldern, auf die man je eine Bildkarte offen drauflegte. Die anderen Bildkarten musste Lola zuordnen. Sie strahlte und wedelte mit den Armen.

»Ich will auch spielen, Mama«, rief Greta und hatte sich schon einen Stapel Karten gegriffen.

»Nein, Greta. Jetzt spiele ich mit Lola.« Lola ließ sich sonst viel zu schnell ablenken.

»Du doofe Mama«, schrie Greta und rannte aus dem Zimmer.

Ich legte alle Karten auf die Felder und gab Lola eine in die Hand. Den Ball. Lola schaute die Karte an. Suchte unter den anderen neun Karten den Ball. Fand ihn. Und legte die Karte darauf. »Super, Lola«, sagte ich und gab ihr den Apfel. Lola schaute die Karte kurz an und warf sie auf den Boden.

»Lola, was soll das?«, schimpfte ich. »Leg die auf den anderen Apfel.« Und wieder warf sie sie in hohem Bogen auf den Boden. Sonst liebte sie dieses Spiel. Auch die nächste Karte flog auf den Boden. Lola drehte und wendete sich im Hochstuhl, quäkte und jammerte.

»Mama, Mama, Mama!!!« Aus dem Kinderzimmer kam ein Brüllen. Greta hockte vor einem Berg an Bausteinen, die kunstvoll aufgebaut waren. Daneben ein paar Schienen der Kugelbahn.

»Diese doofen Murmeln«, sagte Greta unter Tränen, als ich mich zu ihr hockte. »Schau mal, wie blöd die sind.« Und sie legte eine Murmel auf eine Schiene, aber weit kam sie nicht, denn Greta hatte zwei Kugelbahnen so gelegt, dass diese in der Mitte aufeinandertrafen. Wie ein Trichter.

Ich nahm einen seitlichen Stein weg, auf dem die Kugelbahn lag und ersetzte ihn durch einen niedrigeren Stein. Jetzt bildeten beide Schienen eine einzige abschüssige Bahn. Greta schniefte und legte die Murmel auf die Schiene. Sie sauste hinab und sprang auf den Teppich. Greta grinste. Legte die Murmel noch einmal auf die Bahn und ließ sie kullern.

Lola hatte das Kinderzimmer erreicht. Und kam auf die Kugelbahn zugerobbt. Noch bevor ich reagieren konnte, lag Gretas Bauwerk am Boden. Greta heulte auf. »Lola, du blöde Lola.«

»Komm, das bauen wir wieder auf.« Ich nahm die Steine und stellte sie aufeinander. »Und jetzt kannst du noch die Schiene oben drauf legen, Greta. Und schon ist die Bahn wieder ganz.«

»Nein, das kann ich nicht. Mach du das«, schrie Greta.

»Greta, du kannst das. Das weiß ich«, sagte ich.

»Du blöde Mama«, brüllte Greta und warf sich heulend aufs Bett.

»Greta, weder ich bin blöd. Noch Lola. Noch die Murmel. Ich helfe dir gerne bei der Kugelbahn. Aber ich will, dass du mitmachst.«

»Aber ich kann das nicht. Das hast du doch gesehen. Du sollst das machen.« Greta schluchzte, den Kopf in ihr Kissen gesteckt. Ihr Ehrgeiz war riesig. Ihre Fähigkeit, mit Frustrationen umzugehen, begrenzt. Dass die Welt nicht nach ihren Gesetzen funktionierte, war schwer für sie auszuhalten. Vor ein paar Tagen hatte sie mir einen Wunsch verraten. »Mama, ich möchte machen, dass die Sonne scheint und dass es regnet.« Ihren Allmachtsfantasien war wenig entgegenzusetzen.

Es ihr heute Nachmittag recht zu machen, war sinnlos. Sofa, Tee, Kerzen und Bücher konnte ich vergessen. Und ich hatte mir den Nachmittag so gemütlich vorgestellt. Mir Zeit und Ruhe genommen für die Kinder. Aber gerade wenn ich versuchte, es ihnen recht zu machen, erreichte ich oft das Gegenteil. Und das, wo die Wohnung vor Dreck nur so stand. Gut, dass es draußen dunkel war. Da sah man den Schmutz nicht so. Obwohl ...

Ich stand auf und ging aus dem Kinderzimmer. »Mama, du sollst mir helfen. Mama!!!!«, schrie Greta. Auch Lola kreischte, so plötzlich, wie ich aus ihrem Sichtfeld lief. Aber ich war schon in der Küche. Stellte die Küchenstühle auf den Tisch, den Abfalleimer, die Teppiche. Ging ins Wohnzimmer und räumte auch dort alles, was auf dem Boden lag, eine Etage höher.

Lola robbte mir hinterher. Schaute verwundert in die verwandelte Szenerie. Decken stapelten sich auf dem Sofa, Hocker standen Kopf. Sie inspizierte die Veränderung. Robbte zum Sofa und zog sich daran hoch. Ich holte den Sauger und begann, den frei gewordenen Dielenboden von Staubmäusen, kleinen Perlen und Brotkrümeln zu befreien. Als ich nach fünf Minuten nach Lola schaute, saß sie auf dem Sofa. Keine Ahnung, wie sie das geschafft hatte.

Zwanzig Minuten später tauchte Greta auf. »Bist du fertig, Mama?«

»Nein, ich mache noch sauber.« Da ging Greta in die Küche und holte sich einen Putzlappen und einen Eimer und legte los.

Wischte den Kühlschrank ab, den Herd und die Spülmaschine. »Mama, ist das dreckig. Gut, dass ich mal sauber mache«, war ihr Kommentar.

Als Greta ins Wohnzimmer ging, um dort weiter zu wirken, wischte ich unauffällig den Herd und die Spülmaschine nach, um die Spuren ihrer tatkräftigen Hilfe zu beseitigen.

Da kam Lola angerobbt. Stürzte sich auf meinen Lappen und riss ihn mir förmlich aus der Hand. Und begann nun auch, die Spülmaschine zu wischen. Fast bis hoch zu den Schaltern. Im Kniestand stand sie davor und wischte und wischte und wischte. Ganz vertieft.

»Lola, kannst du die Spülmaschine anstellen?«, fragte ich. Aus dem Kniestand kam sie nicht an den Schalter. Vielleicht konnte ich sie dazu bringen, aufzustehen? So begeistert wie sie gerade beim Helfen war. Ich kniete mich auf den Boden vor die Spülmaschine, setzte Lola auf meine Knie und fragte: »Stellst du die Spülmaschine an?«

Und Lola richtete sich freihändig zum Stand auf. Zum allerersten Mal. Und drückte den Schalter. Und weil es noch nicht genug zu sein schien, ging sie an die Spülmaschine gestützt zum Herd, um dort die Drehknöpfe zu untersuchen. Ebenfalls das erste Mal, dass sie mit nur einer Hand gestützt, an etwas entlangging. Ich war begeistert. Ganz ohne Druck und Übung. Einfach nur, um mir beim Saubermachen zu helfen.

Anderthalb Stunden lang haben wir zusammen die Wohnung geputzt. Und alle waren entspannt und glücklich. Und Lola hatte nebenbei ein paar Meilensteinchen der Bewegungsentwicklung erreicht. Beim Workcamp zu Hause.

Der Realität ins Auge blicken

Wenn ich versuchte, mir vorzustellen, wie Lola als junge Frau, mit 19 oder 20 Jahren aussehen und leben würde, blieb das Bild in meinem Kopf leer. Ich hatte keine Vorstellung. Vielleicht lag es auch daran, dass ich es mir nicht vorstellen wollte. Zwischen dem süßen Kleinkind, meiner Knuddel- und Knutschmaus, meiner Loli, und den erwachsenen Menschen mit Down-Syndrom, die ich von Fotos oder aus der Stadt kannte, gab es keine Verbindung.

Am Gördelerring sah ich sie öfter. Eine alte, leicht gebeugte Dame mit ihrem erwachsenen Sohn mit Down-Syndrom an der Hand. Wie sie in die Stadt gingen, bummeln. Er starrte schräg vor sich auf den Gehweg. Manchmal in das Gesicht eines Passanten. Oder hindurch. Wie abwesend.

Ich schaute mir lieber Videos von Pablo Pineda an, während eines Interviews. Sein sprachlicher Ausdruck beeindruckte mich. Das Down-Syndrom sah man ihm trotz allem an. Oder ich blätterte Conny Wenks Blog durch und schaute mir die Bilder der jungen Erwachsenen an, coole Jungs mit Basecap. Oder Patricia Netti, in einem Kölner Atelier. Mit Pinseln bewaffnet und französischer Baskenmütze. So könnte Lola aussehen. Dass sie so eloquent reden würde wie Pineda, wagte ich nicht zu hoffen.

Ich wusste, dass es das Persönliche Budget gab. Eine Möglichkeit, sich als behinderter Mensch einzelne Leistungen zu erkaufen. Wohnassistenz, Begleitung zum Arzt, Fahrten in den Urlaub. Man musste nicht mehr das »Komplett-Sorglos-und-Dumm-Paket« von Wohnheim und Werkstatt wählen. Auch ein Mensch mit Behinderung, körperlicher oder geistiger, darf und sollte frei darüber entscheiden, wofür er sein Geld einsetzt. Sich genau die Hilfestellung erkaufen, die er möchte.

Also Lola in einer WG? Mit Wohnassistenz? Hauptsache nicht im Wohnheim. Das klang nach Waisenkindern. Oder Senioren. Aber eigentlich gingen meine Gedanken gar nicht so weit. Irgendwann auf der Zeitachse hörte ich immer auf zu denken. Lola blieb maximal ein Schulkind. Älter konnte ich sie mir nicht vorstellen.

Und doch wollte ich gern wissen, wo die Reise hinging. Meine Angst, dass Lola am Ende in einer Werkstatt für behinderte Menschen arbeiten musste, war zu groß.

Es war Anfang März. Lola ging seit einem halben Jahr zur Tagesmutter. Zu Annette. Ich hatte Zeit. Ich hätte arbeiten können. Aber ich blieb zu Hause. Ich wusste nicht, was. Ans Max-Planck-Institut zurück? Wieder in die Forschung? Mir fehlte die Energie.

Ich wollte einen Job, einen einfachen guten Job. Der mir keine intellektuellen Höchstleistungen abverlangte. Aber sinnvoll war und Spaß machte. Und ein bisschen Geld einbrachte, ohne mich zu viel Zeit und Energie zu kosten. Ich blätterte Jobanzeigen durch. Am Schwarzen Brett der Uni Leipzig. Die großen Stellenanzeigen der Überregionalen. Jobbörsen im Netz. Fragte rum. Ich brauchte eine Aufgabe.

Mitte Februar fand ich sie. Die Lebenshilfe Leipzig suchte eine »Referentin für Öffentlichkeitsarbeit«. Aufgaben waren die Erstellung einer Homepage, Sponsorenakquise, Veranstaltungsorganisation und Mitgliedergewinnung. Und vieles mehr.

Alles Dinge, die ich weder studiert noch in denen ich berufliche Erfahrungen hatte. Außer vielleicht während meiner Zeit im Tangoverein. Aber es klang spannend. Und es gab Geld. Und es war eine sinnvolle Sache. Für die Lebenshilfe. Einem der größten Träger der Behindertenhilfe in Deutschland. Das Seminar in Marburg war von der Lebenshilfe Bundesvereinigung organisiert gewesen.

Und so kam es, dass ich einen Monat später anfing, für die Lebenshilfe Leipzig zu arbeiten. Einer Einrichtung in Leipzig, mit drei Wohnheimen und einer Werkstatt für Menschen mit geistiger Behinderung. Einrichtungen, die mir für Lola undenkbar erschienen. Und doch arbeitete ich dort.

Herr Dietrich, der Werkstattleiter, führte mich an meinem ersten Arbeitstag durch die Einrichtung. Seine Haare waren grau, fast schon weiß, und seine große und kräftige Statur und seine energische Art verliehen ihm Dynamik. Seine witzige Art war ansteckend. Er schien sichtlich erfreut, eine neue junge Kollegin gewonnen zu haben. Er besorgte uns einen Pott Kaffee und erklärte mir die Struktur der Werkstatt. Mit großer Selbstverständlichkeit sprach er von »den Behinderten«. Jedes Mal durchzuckte es mich. Seit Lola lebte, versuchte ich, diesen Ausdruck zu vermeiden. »Besondere Menschen«, »Menschen mit besonderen Bedürfnissen«, »Menschen mit Lernschwierigkeiten«, »Menschen mit Unterstützungsbedarf«. Hier waren sie einfach »die Behinderten«. Er sagte es ohne großes Pathos, auch nicht abschätzig. Er hätte auch »die Franzosen« oder »die Spanier« sagen können. Es war ein Terminus, um die Personengruppe zu beschreiben. Mehr nicht.

Meistens jedoch sagte er: die »Beschäftigten«. Wenn er von den Mitarbeitern sprach, meinte er die Gruppenleiter (das Fachpersonal), die die Arbeitsabläufe koordinierten.

Die Werkstatt sei im Grunde ein großes mittelständisches Unternehmen, erklärte er. Mit unterschiedlichen Produktions- und Dienstleistungszweigen. Von der Metallverarbeitung über die Industriemontage bis zur Landschaftspflege. Darunter vorstellen konnte ich mir wenig. Ich hatte in meinem Leben noch kein produzierendes Unternehmen von innen gesehen. Außer Opel, während der Schulzeit. Da hatten wir gesehen, wie die Autos auf Förderbändern zusammengesetzt wurden. Manche Handgriffe wurden von Arbeitern erledigt, andere von Robotern.

Wir betraten einen großen hellen Raum mit einem riesigen Holztisch in der Mitte. Die »Papierabteilung«. Hier wurden Werbemappen für die Sparkasse Leipzig zusammengestellt, Plakate für den MDR geklebt, Etiketten auf Briefumschläge. Heute gab es nichts zu tun. Die etwa 15 Beschäftigten saßen um den Holztisch. Einige machten ein Puzzle, andere lasen in einer Zeitschrift. Ich wunderte mich.

»Hallo!« Ein etwas dicklicher Typ mit breitem Grinsen winkte mir zu. »Wie heißt du?« Er schob seine Zunge beim Sprechen leicht zwischen die Zähne.

»Amelie. Amelie Mahlstedt. Und wie heißen Sie?«

Er kam auf mich zu. »Du gefällst mir. Willst du mich heiraten?«

»Danke, ich habe schon einen Freund«, sagte ich und musste lachen.

»Rainer, lass unsere neue Kollegin in Ruhe«, sagte der Werkstattleiter. »Kommen Sie mit, Frau Mahlstedt.«

Er führte mich weiter zur »Dosenabteilung«. Dort standen in einer dunklen Halle etwa 15 Beschäftigte an großen Paletten voller Dosen. Den runden flachen, in denen man beim Metzger Leberwurst bekommt. Nur dass sie hier leer waren. Sie mussten aus großen Kisten in kleine Kisten umgepackt werden. Da die Größe der Gebinde oft wechselte, lohnte es sich nicht, einen Roboter dafür einzusetzen, erklärte mir Herr Dietrich.

Ein kurzhaariger junger Mann mit freundlichem Lächeln bediente eine übermannshohe Maschine. Seine Augen strahlten durch die runden Brillengläser hindurch. Er drückte den Knopf. Die Maschine drehte blitzschnell das Gebinde und umwickelte es mit Folie. Ein Stretch-Wickler sei das, erklärte Herr Dietrich. Zu den Menschen hinter den Paletten und an den Schalthebeln sagte er nichts. Er war der Technische Leiter.

Unsere nächste Station war die CNC. Diese Maschine konnte Metallstücke herstellen. Je nachdem, wie man sie programmierte. Schrauben, achteckige Ringe, Bolzen. Teile für die Industrie. Der Mann, der die Maschine bediente, sah nicht so aus, als ob er wusste, wofür die Teile irgendwann einmal verwendet wurden. Ich auch nicht. Ich kaufte Schrauben immer im Baumarkt. Dass man sie aus größeren Metallstücken herstellen, schleifen, aussägen konnte, darüber hatte ich bislang noch nicht nachgedacht.

Schon jetzt war meine Aufnahmefähigkeit für technische Details erschöpft. Ich hatte aufgehört mitzuschreiben. Dabei hatten wir erst drei von sieben Abteilungen gesehen.

In der Holzabteilung standen riesige Sägen und Fräsen. Der Arbeiter an der Maschine trug einen Blaumann und Ohrenschützer und sah gar nicht behindert aus. Vielleicht war es auch ein Mitarbeiter. Er legte Holzplatten auf und ließ die Säge darüber kreisen. Heraus kamen Leisten. Das waren »Vorprodukte für die Bettenabteilung«, in der komplette Betten, mit Lattenrosten und elektrischer Hebeeinrichtung zusammengesetzt wurden. Produkte, wie man sie ganz normal in einem Laden kaufen kann.

Neben den produzierenden Abteilungen gab es noch die Gartentruppe, die die Grünanlagen bei BMW pflegte. Eine Außenarbeitsgruppe im Zoo, die die Wege reinigte und den Abfall entsorgte. Und eine andere Außenarbeitsgruppe in der Mensa, die für die Bereitstellung und Rückführung des Geschirrs zuständig war. Bei denen hatte ich vier Jahre lang täglich mein Geschirr abgegeben.

Mir rauchte der Kopf vor neuen Begriffen und Aufgaben, Tätigkeitsbereichen und Dienstleistungen. Wie unendlich weit war das weg von selbst gezogenen Kerzen und Vogelhäusern, die sonst als »Behinderten«-Werkstattprodukte auf den Weihnachtsmärkten angeboten wurden. Auch damals auf dem Basar im Troxler-Haus in Wuppertal.

Unser Rundgang endete im Büro des Begleitenden Dienstes. Beim nächsten Pott Kaffee. Und im Gespräch über die menschliche Seite der Produktion. Die Gesichter hinter den Paletten und Stretch-Wicklern, den Lattenrosten und Drehmaschinen.

Lola in 20 Jahren? Im Blaumann mit einem Akkuschrauber in der Hand? Beim Aufstreichen von Leim auf die MDR-Plakate? Mit Lola hatte das alles hier nichts zu tun.

Wie ruhig ich mir alles anhörte, die Informationen in mich aufnahm. Ohne Erregung, ganz sachlich. Das Ungeheuer Werkstatt. Wo war es hingeflogen? Oder war es genau das, das Ungeheuerliche? Lauter kleine Produktionsmaschinen, die intelligent genug waren, Dosen aus große in kleine Kartons umzupacken. Etwas schlauer als Roboter. Dafür waren sie gut genug.

Unmenschlich? Die Arbeiter bei Opel. Tausende von Menschen in Deutschland arbeiteten so, nur viel schneller und unter viel höherem Druck. Aber freiwillig. Konnten die Beschäftigten hier eigentlich kündigen? Und was dann? Wurde ihnen dann die Eingliederungshilfe gekürzt?

Die Leiterin des Begleitenden Dienstes erklärte, dass die regelmäßige Arbeit sehr wichtig sei für viele der Beschäftigten. Einer sinnvollen Tätigkeit in einem festen Rahmen nachgehen zu dürfen. Einen Beitrag zu leisten, der dazu noch bezahlt wird, wenn auch gering. Eine feste Tagesstruktur zu haben. Von zu Hause rauszukommen. Sich wichtig zu fühlen.

Viele der Tätigkeiten, die die Beschäftigten zu erledigen hatten, erschienen uns Außenstehenden vielleicht monoton. Dosen umzusortieren. Plakate aufzukleben. Blätter zu falten. Süßwaren zu sortieren. Schrauben festzudrehen. Aber die meisten Beschäftigten mochten gerade diese Regelmäßigkeit, diese Monotonie. Sie gab ihnen Halt und Orientierung. Darin fühlten sie sich kompetent.

Wenn man die Leute fragte, gaben die meisten an, dass die Arbeit ihnen Spaß machte. Sie waren stolz auf die Ergebnisse ihrer Arbeit. Die Anzahl der Betten, die sie täglich herstellten.

Draußen auf dem Hof drehte ein älterer Mann auf einem kleinen roten Klappfahrrad seine Runden. Wackelig, aber stetig. Immer wenn ich aus dem Fenster schaute, sah ich ihn.

»Der Oskar«, sagte Herr Dietrich, »ist nur einsetzbar, solange sein Fahrrad in der Nähe ist. Es steht immer neben seinem Arbeitsplatz. Alle halbe Stunde muss er damit über den Hof fahren. Wir haben alles probiert.«

Es war eine neue Welt, in die ich eingetaucht war. Vollkommen fremd.

Das Wohnheim der Lebenshilfe war in einer geräumigen Altbau-Villa in Plagwitz untergebracht. Der »Villa am Palmengarten«. Dem Haus sah man seine Geschichte an. Die Wendeltreppen, die Flügeltüren und die alten Fenster waren erhalten. Die Holzinnenverkleidung, viele der Möbel und die Deko erinnerten an DDR-Zeiten.

Herr Schubinski war mir sofort sympathisch. Sein ruhiger, bestimmter Ton. Sein herzlicher Händedruck. Sein offenes Lachen. Er sprach stolz von »unserem Haus«, als sei er der Leiter einer Jugendherberge. In den letzten Jahren hatten sie die Villa umfangreich saniert. Moderne und geräumige Bäder eingebaut und große Wohnküchen, in denen ausreichend Platz war, um gemeinsam zu kochen, zu essen und abends beisammen zu sein. Im Keller gab es ein Kino und die ausgebaute Kellerbar »Zur letzten Instanz«. Im Garten einen Grillplatz.

Herr Schubinski sprach von »unseren Bewohnern«. Man hörte den Respekt in seiner Stimme. Die Bemühung, den Wünschen der »Gäste« zu entsprechen. Auch wenn es Dauergäste waren.

Vor Jahren wurde hier nur das Essen angeliefert, die Bewohner versorgt, in Mehrbettzimmern. Freizeitbeschäftigung gab es kaum. Jetzt bereiteten sie gemeinsam das Abendessen zu, gingen zusammen einkaufen. An den Wochenenden ins Kino, ins Freibad, an den See. Sogar zur Wahl. Und zweimal im Jahr in den Urlaub, an Orte, die die Bewohner gemeinsam aussuchten.

Aus den Mehrbettzimmern waren Doppelzimmer geworden. Für Einzelzimmer reichte leider der Platz nicht. Aber jeder der Bewohner konnte sich seinen Teil des Zimmers frei gestalten. Jens, ein etwa vierzigjähriger Mann mit Down-Syndrom und Nickelbrille, hatte seinen Teil des Zimmers gerne rot gewollt. Knallrot. Der andere Mitbewohner musste sich damit arrangieren. Bis jetzt hatte es keine Probleme gegeben.

Unter den Bewohnern gab es zwei Pärchen, die gemeinsam in einem Doppelzimmer lebten. Es gab einen Aufschrei unter den Eltern, als das eingeführt wurde. Einige waren nicht einverstanden. Vor allem eine Mutter, die ihre Tochter ihr Leben lang von Männern ferngehalten hatte. Und jetzt das.

Herr Schubinski erklärte, dass viele der Bewohner, als sie ins Wohnheim kamen, kaum Kenntnisse über ihren Körper und ihre Geschlechtsteile besaßen, die normalen Abläufe und ihre Funktionen. Und genauso wenig über die des anderen Geschlechts. Da hatten sie die neuen Bewohner oft erst behutsam heranführen müssen. Ganzkörperspiegel in den Bädern waren ein Anfang. Um den eigenen Körper sehen zu können.

Verhütung sei für die meisten ein vollkommen unbekanntes Thema. Lange war Sexualität unter Menschen mit geistiger Behinderung ein absolutes Tabu gewesen. Dabei sei eine der größten Ursachen für Aggressivität und andere Verhaltensauffälligkeiten in der unausgelebten Sexualität zu sehen. Ein natürliches Ausleben dieser normalen körperlichen Triebe sei Voraussetzung für seelische und körperliche Gesundheit. Ein Thema, was sehr unterschätzt werde.

Er klopfte an eines der Zimmer und fragte, ob ich es mir von innen anschauen dürfe. Eine kräftige junge Frau mit kurz geschnittenen Haaren saß auf einem roten Sessel. Sie nickte und lachte dabei so breit, dass ihr Gesicht fast nur noch aus Zähnen zu bestehen schien. In ihrem Arm hielt sie eine Babypuppe und wiegte sie. Streichelte liebevoll über ihren Kopf. Ganz vertieft. Ich hatte das Gefühl, sie in einem intimen Moment gestört zu haben.

»Auch das ist ein großes Thema. Ein trauriges im Grunde. Denn für die wenigsten Frauen ist es bis jetzt möglich, ein Kind zu bekommen. Einige Mutter-Kind-Heime gibt es zwar. Wo junge Frauen mit geistiger Behinderung ihr Kind aufziehen können. Aber die Freuden der Mutterschaft zu erleben, ist bisher nur den wenigsten vergönnt«, sagte der Leiter.

Noch nie hatte ich so weit gedacht. Lolas erster Freund? Wie würde ich sie an das Thema Sexualität heranführen? Wie gerne sie mit Puppen spielte. Sie war zwei Jahre alt. Würde sie mit Ende 30 immer noch mit Puppen spielen. Sie wiegen, wickeln und füttern. Den Körper gleichmäßig auf und ab wiegend? Weil es ihr nicht vergönnt war, Mutter werden zu dürfen. Mit Lola hatte das alles nichts zu tun, wieder nicht.

Bei vielen Bewohnern sei das Thema Elternschaft allerdings kein Problem, weil sie zu alt seien. Herr Schubinski erzählte, dass viele der Bewohner erst mit fünfzig oder älter ins Wohnheim kommen, weil ihre Eltern sie nicht loslassen wollen. Bis ins hohe Alter versorgen sie sie bei sich zu Hause. Wollen sie nicht »weggeben«, auf keinen Fall in ein Heim. Wollen sich kümmern. Bis sie eines Tages selbst in ein Pflegeheim müssen oder sterben. Und ihre »Kinder« Ende 50 sind und immer noch Kinder. Im Leben noch kein Essen selbst gekocht haben, kein Zimmer aufgeräumt, keine Wäsche gefaltet, kein Bad geputzt. Hatte alles immer Mutti gemacht. Zum Wohle des Kindes.

Viele, die hierher kamen, mussten erst einmal lernen, selbstständig zu leben. Sich um sich und den Haushalt zu kümmern. Manche konnten sich nicht die Schuhe binden. Eine Frau war nicht einmal in der Lage, sich alleine den Hintern abzuwischen. Das hatte immer die Mutti gemacht. Kaum war sie hier, habe sie das allerdings innerhalb weniger Wochen gelernt.

Erlernte Hilflosigkeit. Davon hatte Frau Zilske schon berichtet. Und Frau Lange mich immer wieder gewarnt. Lola nicht alles abnehmen. Ihr vermitteln, das kannst du alleine. Sie zur Selbstständigkeit erziehen. Und Pablo Pineda. ›Du sollst nicht überbehüten.‹ Das sei die größte Gefahr.

»Für viele der Bewohner ist es am Anfang sehr schwer«, sagte Herr Schubinski. »Gerade wenn sie so überbehütet aufgewachsen sind. Und erst nach dem Tod der Eltern hierherkommen. Da kommt zu der plötzlichen Trennung von den Eltern noch dazu, dass sie lernen müssen, sich um sich selbst zu kümmern. Für viele ist das sehr schwer. Und auch sehr spät. Je früher man so was lernt, desto besser.«

Loslassen können. War das nicht auch mein Thema? Mir wieder Zeit nehmen für mich. Mich um mich kümmern. Und Lola vertrauen. Dass sie das hinkriegt. Nicht mein ganzes Leben nur auf sie hin entwerfen.

Die Villa erinnerte mich an Jugendfreizeiten. An Hagebuttentee in silbernen Kannen. Graubrot und Käsescheiben zum Abendbrot. Mit dick Butter drauf. Und abends noch eine Nachtwanderung. Nicht alleine in einem Zimmer schlafen müssen. Auch die Betreuer sahen nett aus.

Aber sah so ein Zuhause aus? Könnte sich Lola hier zu Hause fühlen? Ich war mit 19 von zu Hause ausgezogen. Hier war niemand Anfang 20. Die jüngsten sahen aus wie Ende 30, Anfang 40. Die meisten wie Mitte 50.

Und bis dahin? Wo sollte Lola wohnen? Das Bild in meinem Kopf blieb noch immer leer. Ich konnte sie nicht sehen ohne ihre beiden Zöpfe. Und hier, in einem Doppelzimmer, egal wie rot die Wand, wie knallig die Vorhänge, noch viel weniger. In diesen Möbeln, die an DDR-Zeiten erinnerten. Am Tisch mit all den Menschen, denen ihr Leben lang alles hinterhergetragen worden war.

Lola wuchs anders auf. Sie durfte schon jetzt Dinge machen, die viele Erwachsene mit geistiger Behinderung nicht zu machen brauchten. Die Spülmaschine wischen oder den Boden. Die Kürbisstücke in den Topf werfen. Wenn es nach mir ginge, wäre sie als junge Erwachsene so selbstständig, dass sie alleine wohnen könnte.

»Betreuen Sie auch Erwachsene, die alleine leben? In einer eigenen Wohnung?«, fragte ich.

»Wir bieten ›Ambulant betreutes Wohnen‹ an«, erklärte der Leiter. »Da kann man alleine in seiner eigenen Wohnung wohnen. Oder auch als WG zu zweit. Und mehrmals wöchentlich kommt ein Betreuer und bietet unterschiedliche individuelle Hilfestellungen an.« Für viele Heimbewohner sei das ein erstrebenswertes Ziel. »Endlich alleine wohnen. Essen, wann ich will. Fernsehen, was ich will. Ruhe. Die Nachfrage nach ›Ambulant betreutem Wohnen‹ ist sehr hoch.« Herr Schubinski berichtete engagiert. Fast liebevoll. Über die vielen Unternehmungen. Das Gemeinsame. Und doch auch immer die Freiheiten des Einzelnen. Die Schulung seiner Fähigkeiten, seiner Selbstständigkeit, seiner Kompetenzen. Freiheit in Gemeinschaft. Mir gefiel seine Haltung.

Es tat gut, hier zu sein. Dieses Leben kennenzulernen. Die Menschen, die hier lebten. Ihre Art. Es war das Schlimmste gewesen, was ich mir für Lola vorstellen konnte. Und so schlimm war es dann doch nicht.

Zwei Jahre lang arbeitete ich bei der Lebenshilfe Leipzig. Habe die Menschen in der Werkstatt und in den Wohnheimen kennen und schätzen gelernt. Und erfahren, wie wichtig und sinnvoll das Leben in solch einem geschützten Raum für viele sein kann. Dass sie dort ein Zuhause finden, eine Aufgabe haben. Ich überwand meine eigenen Vorurteile diesen Einrichtungen gegenüber.

Vor allem aber habe ich meine Berührungsängste abgebaut. Vor Lolas Zukunft. Durch die Konfrontation mit dem Leben anderer erwachsener Menschen mit Down-Syndrom. Alleine das half. Egal wie ihr Leben aussah.

Es nahm mir die Angst. Das Schreckgespenst schrumpfte. Ich würde für Lola gern etwas anderes finden. Etwas Individuelleres. Aber ich hatte Zeit. Lola wurde gerade mal drei. Und vielleicht würde sie das eines Tages auch lieber selbst entscheiden.

Kindergartenkind

Es war soweit. Lolas erster Tag im Kindergarten. Seit einem Jahr ging sie mit großer Begeisterung zu Annette, unserer Tagesmutter. Als eines von fünf Kindern. Es klappte sehr gut. Doch dieses familiäre Umfeld war etwas anderes, als in einer großen Einrichtung zu sein, mit 180 anderen Kindern. Mit all den Menschen und Gesichtern, die Lola noch nie gesehen hatte. Und die auch sie noch nie gesehen hatten. Ich war gespannt.

Die Heilandskirche war keine integrative Einrichtung. Die Vorfreude auf Lola war groß. Die Erfahrung mit Kindern mit Down-Syndrom gleich null. Frau Sammler hatte ein intensives Gespräch mit den Erzieherinnen geführt. Alle kannten Lola vom Sehen. Ich hatte ihnen die Broschüre »Das Kind mit Down-Syndrom im Regelkindergarten« zur Vorbereitung gegeben. Sonst nichts.

Sabine, die stellvertretende Leiterin und Erzieherin in Lolas Gruppe, begrüßte mich herzlich. Wie sehr sie sich freuten. In ihren Augen sah ich eine leise Unsicherheit blinken. Die Sorge, ob sie das wirklich leisten konnten. Würden sie mit Lola und ihrer Art zurechtkommen? Die große Unbekannte.

Das Tolle war, dass Lola in den letzten Wochen das freie Laufen gelernt hatte. Das Wunder war geschehen. Im Herbsturlaub in Spanien. Bei den Großeltern. Im Winter hatte Lola Krabbeln gelernt. Im Frühjahr ihre ersten Schrittchen gemacht. Und jetzt in den Herbstferien frei laufen gelernt. Mit schwankendem Oberkörper, breitbeinig und staksig. Aber mit enthusiastischem Strahlen. Ihre Begeisterung war riesig.

Ich hatte in der Lebenshilfe Leipzig gearbeitet, die Nachmittage mit den Kindern am See verbracht und losgelassen, alle Erwartungen und Hoffnungen. Und Lola war ihren Weg gegangen. Einfach losgelaufen. Wie weniger doch manchmal mehr ist.

»Hier, Lola, ist dein Haken. Schau, der mit dem Nilpferd«, sagte Daniel und zeigte Lola ihre Garderobe mit Platz für Schuhe, Jacken und Mützen. Lola kannte kein Nilpferd. Und ihre Jacke hatte sie noch niemals aufgehängt. Ein neues Kapitel begann.

Daniel war der Erzieher, den ich im Hof des Kindergartens angesprochen hatte, ob sie Integrationskinder nehmen. Weil er so offen gelächelt hatte. Eigentlich war diesem Lachen alles zu verdanken. Und dass er meinen Wunsch direkt weitergetragen hatte an die Leiterin. Jetzt war er Erzieher in Lolas Gruppe, den Pfarrhausflöhen.

Lola ließ sich vor der Garderobe auf den Boden plumpsen und wedelte mit den Armen. Daniel grinste und freute sich. Ohne jede Scheu. Lola spürte das.

»Komm Lola, ich zieh dir die Schuhe aus«, sagte ich und machte ihr den Klettverschluss auf. »Das kann sie noch nicht selber.«

Daniel nickte. »Wir helfen ihr gerne. Kein Problem. Bis sie es selbst kann.«

Ich hängte Lolas Matschsachen an die Garderobe, die Jacke an den Haken, stellte die Schuhe ins Fach. Als ich mich zu Lola umdrehte, war sie schon zum Spielzimmer gekrabbelt.

Ich wollte sie verabschieden, sie drücken. Aber sie warf mir nur eine Kusshand zu, winkte und verschwand im Zimmer. Umschwärmt von drei kleinen Mädchen, die sich sofort auf »Puppe Lola« stürzten. So einfach war das. Und so gut. Ich vertraute den Erziehern. Und ich vertraute Lola. Und fuhr zur Arbeit. Sie würden zurechtkommen, dessen war ich mir sicher.

Als ich am Nachmittag gegen drei Uhr wieder kam, um Lola abzuholen, tapste sie mir strahlend entgegen. Warf ihre Ärmchen um mich und wandte sich sogleich wieder ab, um weiterzuspielen.

Ohne jede Eingewöhnung war Lola angekommen im Kindergarten. Als hätte sie nie woanders gespielt. Sicher, fröhlich und ausgeglichen. Die ganze erste Woche lang, ging sie jeden Tag sechs Stunden zu den Pfarrhausflöhen. Mit derselben Begeisterung.

Am Freitagmorgen wurde sie schon von einem kleinen Trupp älterer Mädchen begrüßt. »Lola, Lola.« Sie hatte sich eine kleine Fangemeinde aufgebaut.

Ein Wildfang mit kurzen strubbeligen Haaren, etwa fünf Jahre alt, kam auf mich zu. »Schau mal, was Lola schon machen kann«, quäkte sie und rief, »Lola schlag ein«, und hielt Lola die Hand hin. Und Lola gab ihr »Fünf«, ein wenig unsicher noch, ohne lautes Klatschen. Aber sie traf. Und strahlte. Und der Wildfang hüpfte auf und ab. Und zog Lola mit sich davon.

Sabine kam zu mir und lächelte Lola hinterher. In ihren Augen war keine Unsicherheit mehr zu erkennen.

»Und, wie war die erste Woche mit Lola? Kommen Sie mit ihr zurecht?«, fragte ich.

»Ich bin ganz begeistert«, sagte sie und strahlte. »Lola hat sich ganz toll eingefügt. Sie macht alles ohne Probleme mit. Isst super. Hat gestern sogar zum ersten Mal nach dem Essen ihren Teller abgeräumt. Wie die anderen Kinder auch. Und nach dem Händewaschen ihr Handtuch an den Haken gehängt. Wirklich toll.« Sie grinste. »Naja, heute hat sie versucht, den Inhalt eines Töpfchens ins Klo zu leeren. Das ist leider danebengegangen. Sie wollte helfen.«

»Haben Sie denn das Gefühl zu verstehen, was Lola möchte? Und auch, sich ihr verständlich zu machen? Klappt das mit den Gebärden?«

An den ersten beiden Tagen hatte ich im Kindergarten einige der Gebärden gezeigt, die Lola häufig verwendete. Für Essen, Trinken, Schlafen. Und die Stopp-Gebärde, wenn sie aufhören sollte. Einfach die Hand mit der offenen Handfläche nach vorne vor die Brust.

»Man versteht sehr gut, was Lola möchte. Auch ohne Gebärden. Sie zeigt auf die Dinge, die sie will. Zeigt klar ihren Unwillen und ihre Begeisterung. Ich habe das Gefühl, dass sie wirklich sehr viel versteht und auch mitteilen kann«, sagte Sabine. »Nur, was bedeutet es, wenn sie die Arme anwinkelt und zittert?«

»Das heißt kalt«, sagte ich.

»Das hab ich mir schon gedacht. Ich habe ihr beim Anziehen nach dem Mittagsschlaf geholfen. Und hatte ganz kalte Händen«, sagte sie und lachte.

Dann erzählte sie mir von einer Szene, die sie am Morgen beobachtet hatte. Zwei ältere Mädchen hatten einen Turm aus Bausteinen gebaut. Und Lola kam dem Bauwerk gefährlich nahe. Ihre Absicht war klar. Da zeigte das eine Mädchen Lola die Stopp-Geste mit offener Hand und sagte, dass sie den Turm nicht kaputt machen solle. Den habe sie gerade gebaut. »Das versteht Lola doch gar nicht.« »Doch, das Zeichen versteht sie«, entgegnete sie und wiederholte die Stopp-Geste. Woraufhin Lola inne hielt und wegging.

Sabine ware begeistert, wie gut Lola auf die Gebärden reagierte. Und ich, wie gut die Erzieher diese Informationen an die Kinder weitergegeben hatten. Und wie gut und schnell die Kinder die Gebärden aufgegriffen und umgesetzt hatten.

»Also ich finde, dass Lola eigentlich ganz ›normal‹ ist«, sagte Sabine. »Man kann im Grunde mit ihr umgehen wie mit jedem anderen Kind auch. Ich hatte es mir viel schwieriger vorgestellt.«

Ich war sehr froh darüber, wie unkompliziert und reibungslos Lola im Kindergarten angekommen war. Wie herzlich die Erzieher mit ihr waren. Sie annahmen, wie jedes andere Kind. Sie ernst nahmen, beteiligten, mithelfen ließen. Ganz ohne Sonderbehandlung.

Meine große Lola. Ein Kindergartenkind. Im ganz normalen Kindergarten bei uns zu Haus um die Ecke. Wie alle anderen Kinder auch. Wir hatten es geschafft. Sicher, vieles war bei Lola anders. Sie sprach nicht. Lief nur tapsig und unsicher. Aber sie konnte sich verständigen. Sie war selbstständig und beteiligte sich. Und hatte schon nach einer Woche die Herzen so vieler neuer Menschen erobert.

Und das allerschönste war, dass sie nicht nur den anderen Kindern und den Erziehern sympathisch war. Sondern, dass sie bald auch die meisten Eltern aus dem Kindergarten kannten.

Denn jeden begrüßte Lola begeistert und immer wieder. Mit Winken und Kusshand. Oder einfach nur mit einem offenen herzlichen Strahlen, das die Menschen öffnet.

Wenn wir ab jetzt durch unser Viertel gingen, auf dem Weg nach Hause oder zum Spielplatz, wurde Lola immer wieder von Leuten gegrüßt, die ich nur vom Sehen oder gar nicht kannte. »Hallo Lola. Wie geht es dir?« Und Lola winkte strahlend zurück. Leider konnte sie mir nicht sagen, wessen Mutter oder Vater das schon wieder gewesen war.

Seitdem Lola im Kindergarten war, fühlte auch ich mich ganz anders, wenn ich durch die Straßen ging. Ich hatte das Gefühl, dass viel weniger Leute uns komisch anschauten. Weil sie Lola jetzt kannten. Sie täglich sahen. Und keine Berührungsängste mehr hatten. Von ihrem Charme und ihrer offenen, vorbehaltlosen Art angesteckt waren.

Oder war es vielleicht so, dass ich selbst keine Sorge und kein Unbehagen mehr in meinem Blick trug? Sondern Stolz, Zufriedenheit und Glück über so ein hübsches, witziges, offenes und charmantes kleines Mädchen. Das seinen Weg ging.

Unser Alltag hatte begonnen. »Ganz normal« eben.

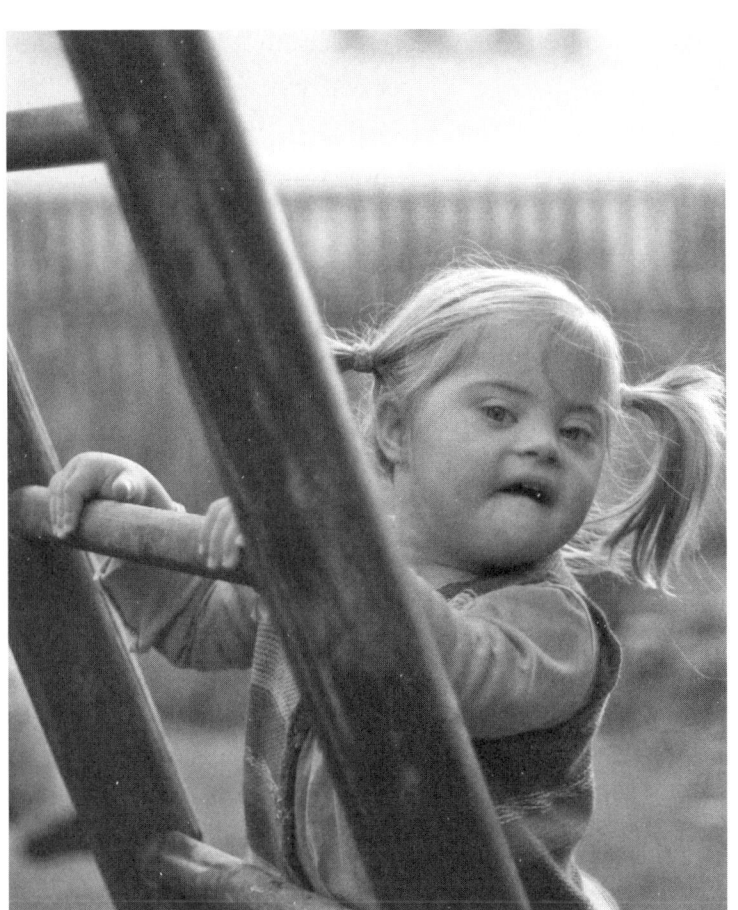

Literatur

Aller Anfang

Rapp, Conny (2004). *Außergewöhnlich*. Paranus Verlag.
Wenk, Conny (2008). *Väterglück*. Paranus Verlag.
Fotografien & Geschichten von Vätern eines Kindes mit Down-Syndrom.
Wenk, Conny (2013). *Außergewöhnlich*. Neufeld Verlag.
Wunderschöne Fotografien & Geschichten von Müttern eines Kindes mit Down-Syndrom. Neuauflage.

Allgemein

Stray-Gundersen, Karen (2008). *Babys mit Down-Syndrom*. Erstinformationen für Eltern und andere Interessierte. G & S Verlag.
Guter erster Überblick mit Informationen zu Entwicklung, Förderung, medizinischen Aspekten, Rechtsfragen und Pflege.
Wilken, Etta (Hrsg). (2004). *Menschen mit Down-Syndrom in Familie, Schule und Gesellschaft*. Ein Ratgeber für Eltern und Fachleute. Lebenshilfe Verlag.
Sehr guter Überblick über Entwicklung (Etta Wilken), Medizinisches Basiswissen (Wolfgang Storm) & Rechtliche Fragen (Rolf Flathmann).

Bewegungsentwicklung und -förderung

Kienzle-Müller, Birgit & Wilke-Kaltenbach, Gitta (2008). *Babys in Bewegung*. Spielerisch bis zum ersten Schritt. Urban & Fischer.
Detaillierte Darstellung der Meilensteine der Bewegungsentwicklung mit vielen spielerischen Anregungen zur Förderung von Motorik & Wahrnehmung.

Pikler, Emmi (2001). *Lasst mir Zeit*. Die selbständige Bewegungsentwicklung des Kindes bis zum freien Gehen. Richard Pflaum Verlag.
Detaillierte Berichte über die z. T. sehr langsame Bewegungsentwicklung unterschiedlicher Kinder.

Pikler Gesellschaft Berlin (Hrsg.). (2001). *Das kleine Kind mit Down-Syndrom.*
Sehr gute Artikel über medizinische Aspekte, Bewegungsentwicklung, Heilpädagogik und gebärdenunterstützte Kommunikation.

Frühförderung

Kleine Schritte – Frühförderprogramm für Kinder mit einer Entwicklungsverzögerung.
www.ds-infocenter.de/html/ks.html
Detailliertes Frühförderprogramm für die Arbeit zu Hause. Übersetzung des australischen Macquarie-Programms. Mit Heften zur Grob- und Feinmotorik, rezeptiver und expressiver Sprache, Frühem Lesen, ...

Sprache / Kommunikation

Oelwein, Patricia Logan (2002). *Kinder mit Down-Syndrom lernen lesen:* Ein Praxisbuch für Eltern und Lehrer. G & S Verlag.
Klassiker über die Methode des »Frühen Lesens«. (Etwas sperrig zu lesen.)

Wilken, Etta (2010). *Sprachförderung bei Kindern mit Down-Syndrom:* Mit ausführlicher Darstellung des GuK-Systems. Kohlhammer Verlag.
Sehr guter Überblick über die Sprachentwicklung und Sprachförderung bei Kindern mit Down-Syndrom.

Kinder / Geschwister

Achilles, Ilse (2013). *»... und um mich kümmert sich keiner!«* Die Situation der Geschwister behinderter und chronisch kranker Kinder. Ernst Reinhardt Verlag.
Berichte über die besondere Situation von Geschwisterkindern, die oft sehr früh Verantwortung tragen und Wünsche zurückstellen müssen. Mit Hinweisen zur Unterstützung der Geschwister.

Müller, Birte (2012). *Planet Willi.* Klett Kinderbuch Verlag.
Wunderschönes Bilderbuch für Kinder (4 – 6 Jahre) über das verrückte Leben mit Willi, einem kleinen Jungen mit Down-Syndrom.

Schnee, Silke & Sistig, Heike (2011). *Die Geschichte von Prinz Seltsam*. Wie gut, dass jeder anders ist. Neufeld Verlag.
Bilderbuch für Kinder ab 3 Jahre über ein Königspaar, das ein ganz besonderes Kind bekommt.

Werner, Brigitte (2011). *Denni, Klara und das Haus Nr. 5*. Verlag Freies Geistesleben.
Wunderbar geschriebenes Buch für Kinder im Grundschulalter. Über Denni, der in das Haus Nr. 5 einzieht und dort vieles bewegt. Mit den lustigen Illustrationen von Birte Müller.

Biografien / Erfahrungsberichte

Brederlow, Bobby (2002). *Bobby, Herr Bredi und Mister Herr Bendel*. Die Geschichte meines Bruders. Piper Verlag.
Die Geschichte von Bobby Brederlow, erzählt von seinem Bruder. Wunderbar leicht und unverkrampft, mit viel Sinn für Komik. Zeigt sehr schön das Leben eines Erwachsenen mit Down-Syndrom.

Fohrmann, Petra (2005). *Die Tagebücher der Dagmar B. Ein Leben ohne Lügen!* Fohrmann Verlag.
Bewegende Tagebuchaufzeichnungen einer Frau mit Down-Syndrom, die sich selber das Lesen und Schreiben beigebracht hat.

Graf Gronenberg, Jennifer (2008). *A Road Map to Holland*. How I Found My Way Through My Son's First Two Years With Down-Syndrome. NAL trade.
Ein sehr bewegender und ehrlicher Bericht über die erste Zeit mit einem Kind mit Down-Syndrom. Und die Hauptinspirationsquelle für mein eigenes Buch.

Internetadressen

Arbeitskreis Down-Syndrom
www.down-syndrom.org

Bundesvereinigung der Lebenshilfe e. V.
www.lebenshilfe.de

Down-Syndrom Infocenter
www.ds-infocenter.de

Westdeutsche Down-Syndrom Ambulanz
www.klinikum-niederberg.de/down-syndrom.html

Zeitschrift »Leben mit Down-Syndrom«
www.dsinfocenter.de/html/lebenmitds.html

Zeitschrift »Ohrenkuss«
www.ohrenkuss.de

Anmerkungen

1. Albert, Manuel J. (2009). Será bestial para la sociedad si acabo de maestro. El Pais. WWW: http://www.elpais.com/diario/2009/03/10/sociedad/1236639609_850215.html, eigene Übersetzung.

2. Alameda, Sol. (2003). El maestro Pineda. Pagina12. WWW: http://www.pagina12.com.ar/diario/sociedad/3-29873-2003-12-29.html, eigene Übersetzung.

3. Albert, a. a. O.

4. Sanmartin Fenollera, Natalia (2005). Miguel Lopez Melero:»La inteligencia no sólo se hereda, tambien se construye.« Cinco Dias. WWW: http://cincodias.com/cincodias/2005/08/09/sentidos/1123554437_850215.html, eigene Übersetzung.

5. Lopez Melero, Miguel (2003). Proyecto Roma. Una experiencia de educación en valores. Aljibe.

6. »Kleine Schritte – Frühförderprogramm für Kinder mit einer Entwicklungsverzögerung.« WWW: https://www.ds-infocenter.de/html/ks.html

7. Alameda, a. a. O.

8. Sanmartin Fenollera, a. a. O.

9. Viciano Gofferje, Astrid (2004). Die unmögliche Karriere. Focus Magazin, Nr. 22. WWW: http://www.focus.de/wissen/natur/bildung-die-unmoegliche-karriere_aid_198391.html

10. Albert, a. a. O.

Bibliografische Information der Deutschen Nationalbibliothek

Die Deutsche Nationalbibliothek verzeichnet diese Publikation
in der Deutschen Nationalbibliografie; detaillierte bibliografische
Daten sind im Internet über https://portal.dnb.de abrufbar.

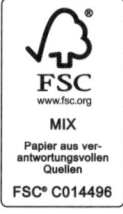

Verlagsgruppe Random House FSC® N001967
Das für dieses Buch verwendete FSC®-zertifizierte
Papier *Munken Premium Cream* liefert
Arctic Paper Munkedals AB, Schweden.

1. Auflage
Copyright © 2014 by Gütersloher Verlagshaus, Gütersloh,
in der Verlagsgruppe Random House GmbH, München

Coverfotos: © privat
Druck und Einband: GGP Media GmbH, Pößneck
Printed in Germany
ISBN 978-3-579-07063-6

www.gtvh.de

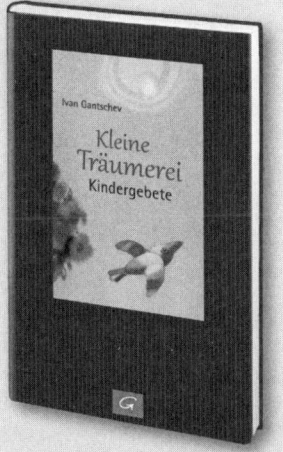
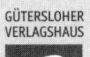